癌病与持续性的痛

——我的叙事疗愈行动

CANCER AND
PERSISTENT PAIN

钟耀林／／／著

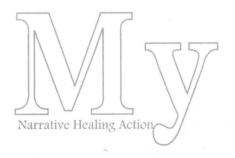

Narrative Healing Action

U0353556

中国经济出版社
CHINA ECONOMIC PUBLISHING HOUSE
北 京

图书在版编目（CIP）数据

癌病与持续性的痛：我的叙事疗愈行动/钟耀林著.
—北京：中国经济出版社，2017.6（2024.1 重印）
ISBN 978-7-5136-4631-4

Ⅰ.①癌… Ⅱ.①钟… Ⅲ.①癌—精神疗法 Ⅳ.①R730.59

中国版本图书馆 CIP 数据核字（2017）第 045066 号

责任编辑　叶亲忠
责任印制　马小宾
封面设计　华子图文

出版发行　中国经济出版社
印 刷 者　三河市同力彩印有限公司
经 销 者　各地新华书店
开　　本　710mm×1000mm　1/16
印　　张　13
字　　数　200 千字
版　　次　2017 年 6 月第 1 版
印　　次　2024 年 1 月第 4 次
定　　价　48.00 元

广告经营许可证　京西工商广字第 8179 号

中国经济出版社 网址 www.economyph.com 社址 北京市东城区安定门外大街 58 号 邮编 100011
本版图书如存在印装质量问题，请与本社销售中心联系调换（联系电话：010-57512564）

谨以此书献给天国的父亲，寄予最深的思念！

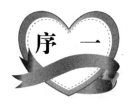

序 一

古学斌

第一次见到耀林，感觉这学生有点严肃，不苟言笑。当时我并不知道他正经历丧父之痛，直到论文选题面见每个学生的时候，他才说出父亲癌症去世的消息。还记得那天晚上，坐在西南石油大学宾馆的茶座里，我们面对面，当我问他毕业论文打算选什么题目的时候，他低着头，有点紧张，吞吞吐吐地说："老师，我打算写我父亲的故事。"接着，他简单地讲述了他父亲从得癌症、治疗到去世的经过，我已经不记得他有没有在我面前哭，但当时的他是很压抑的，整个人是绷紧的。我没有说什么特别安慰的话，因为我知道那是多么的无力。我静静地听着，最后给他非常肯定的答案，可以写，绝对是一个学术的研究。

我知道在主流实证主义社会科学研究里，学生要接纳采用叙事的方法来做研究是非常难的，何况是写自己的故事。因为他们总是会觉得叙事研究不科学、不客观、缺乏代表性，面对别人的挑战总是没有底气、无法回应。我在课堂上挑战以实证主义为哲学基础的主流问卷调查方法，说明实证主义宣传的那种价值中立、客观再现和追求代表性的虚幻，向学生介绍多元的范式和研究方法。受后现代范式影响的叙事方法，正是强调个人经验。正因为是个人经验，通过聆听不同个人讲述自己生命的故事，我们可以得到主流以外的多种声音。首先，从自我述说的故事中，可以了解许多不同的个人生命历程。从他/她们的生命历程中，我们可以了解那些与个人经验有关而被忽略的生活范畴，明白构成不同生命历程的多重社会力量（social forces），如叙说者所处的政治经济脉络、家庭生活、社会关系、文化制度、过去的经验和对未来的筹算等，都模塑着不同生命历程的构成。其次，故事的叙述可以呈现被埋没和隐秘的生活领域。

我常对学生说，每个故事都是有社会性的。每个故事虽然强调个人经验和差异性，但个人经验并非完全抽离于时间和空间之外，个人与他人都有重叠（overlap）及不重叠的时间、共享的历史与文化。因此，个人的生命故事亦可以反映其所处时代所发生的事情。从不同的故事中，我们亦可以了解个人与大历史之间互为交错的关系。那就是说，大历史如何形塑个人的生命历程，而个人又如何回应历史的变迁、如何与历史角力交涉（negotiate）从而创造自己的生活世界。

叙事方法更加有赋权和增能（empowerment）的作用，对于讲故事和听故事的人而言都是如此。叙事打破了传统研究中的主客关系，强调叙事过程中的参与和共同建构，由讲故事的人去收集自己社区里其他个人的故事。讲故事和听故事者都是研究过程中的主体，说与听就是一种对话的过程，这个过程让我们彼此看见和理解。就像周志健（2012）所言，"'自我'，其实是在一次生命的遭逢与经验中，靠着自身与人们、社会、际遇的互动，逐渐'长'出来的东西。一个人对自己的认识，得通过'关系'、通过'他者'的映照。一个人的自我认同，是从人与社会互动、对话、行动中长出来的东西。"

叙事自我探究和疗愈的过程，当我们"再说"故事时，我们开始以新的观点、角度，去看待过去、理解过去发生的事情。因此，过去的经验就有机会被"翻新"，并带出"多元"而非单一的新诠释与感受。用叙事治疗的说法就是说故事是一种再说（re-telling）和再经验（re-experience）的过程。这个过程会产生新的意义："当讲故事得以'再经验'时，就会帮助我们找到过往创伤经验的'新意义'。意义是重要的，人是需要意义的动物。生命中没有一件事是白白发生的，每件事出现在我们生命当中自有它的道理、它的意义。我们需要找到意义，生命才能往下继续。但意义不会自己跑出来，它必须通过叙说与重新理解，当我们'反复叙说'（telling and re-telling）时，它才会现身。找到意义，生命就有了出口，伤痛就得以

疗愈，于是我们就得以从旧伤痛中脱困，释放自己，生命不再拉扯。"（周志健，2012）

当聆听耀林讲述他父亲和家庭的故事时，我深深地被触动。我除了看见他个人和他的家人以外，还深刻地认识到中国的医疗制度、中国人对病（特别是癌症）的观念和文化，也看到城乡的差距等形成一种压迫和伤害。当时他似乎被过去的历史压得喘不过气来，我想也许叙事的方法可以帮到他。我希望这不只是一份论文，不仅是对我们老师的交代，而是对他和他的家人产生意义。我安排了我的同事列小慧老师作为他的论文指导老师。我当时不太敢让他跟我写论文，我怕无法承受他那般沉重的故事。但我也做好了心理准备，如果没有同事愿意带他，我会成为他最后的后盾。

其实，每一个人在生命历程中都经历了喜悦与悲伤，每一个人的故事，都期待着与人分享，得到共鸣。没有与人分享的生命是孤独的。生命的难处与创伤需要出口，需要被理解，需要被安慰。讲故事创造了一种关系和生命的联结，希望耀林的论文能成为我们生命对话的文本，也能成为别人生命的出口和帮助。

序　二

能够为耀林的《癌病与持续性的痛——我的叙事疗愈行动》写序言是一种荣幸。因为我见证了耀林勇敢地面对父亲癌病所带来的痛，并坚持在这持续的痛中进行"自疗"！

今天我仍清晰地记得第一次耀林走进我的办公室，跟我商讨他毕业论文题目的情景：他带着哀愁的眼神告诉我他的论文题目是关于父亲的病与痛，正当我想进一步了解有关他父亲的情况时，他有点激动并哭了！但同时耀林又非常坚定地表示他必须以此为题目，即使他知道这个过程不容易，这是一种勇气，也是一种坚持。在纪念他父亲付出生命的同时，耀林也希望他与父亲的故事能够帮助那些和他们有共同经历的人。耀林做到了！每一次与耀林讨论他的论文，就是与他一起走进叙事治疗的旅程，我喜见他在不同的碎片中渐现故事的丰厚，而往后的讨论都成为一个丰富的生命发现之旅！

这是一本不可多得的好书，因为它载满了丰富的生命故事，能深深触动读者的内心；它更是一本帮助读者感受生命、自疗创伤的"字典"！

列小慧（香港理工大学）
2016 年 4 月

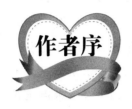

作者序

　　2011 年，一直穷苦潦倒、抑郁不得志的父亲并没有因为
我调回大学教书而在生活上获得改善。他癌症病发，让我们
一家在阴霾和恐惧中度过。父亲的离去，更是让我体会到
"子欲养而亲不待"的孤独与悲痛。每每夜深人静或游学他
乡的时候，我倍感孤独，许多次从梦魇中惊醒。

　　这些挥之不去的困扰，给我自己的生活和工作带来了不
少的麻烦。我明显察觉到自己情绪低落，脾气暴躁，而且人
际关系充满张力……我知道，这些都是内心失衡的结果，我
生命的天平开始倾向孤独、恐惧、愤怒和怨恨。这一切必须
要改变！

　　2012 年 10 月，我在香港理工大学和北京大学在四川合
办的中国社会工作研究生班学习进修。这是一段难忘的日
子，课程主任古学斌老师所讲授的"自传与生命叙事"主题
引起了我极大的兴趣。

　　作为对父亲遗愿的一种实现，和对我当时浑噩状态的一
种抗争，我决定把毕业论文的主题定为自传与生命叙事。现
在回想起来这是一个多么勇敢的抉择！

　　可是，作为实践者，更作为研究者，很快我自己便体验
到了其中的艰难。安静下来去追溯故事是容易的，难的是承
受不住故事再现时伤口再次被撕裂的剧痛，还有止不住的泪
水。在香港理工大学完成硕士毕业论文的最后半年，我自己
完全陷入了这一修罗场。多次想逃避，多次又重拾勇气去
面对。

　　论文写作的过程就是一种通过自我生命叙事来实现自我疗愈的过程。当一个个伤痛的情结被解构，就像尘封已久的房间注入了新鲜空气，变得清爽！在这个过程中，我感受到了故事的解构与改写给我带来的阳光和清新空气。从对我和父亲故事的追忆，以及书写过程中的再一次解读里，我获得了源源不断的动力，恢复了往日的豁达与开朗，我的生命故事由此开始被改写。这也是为什么四年多以来，我在艰难的研究进程中能够克服种种困惑的最大原因。

　　我希望不断完善这个研究。在社会转型的大背景下，每个人都很焦虑，受隐忍内倾的文化影响，每个人又都很压抑。我们太需要这样一套叙事自我疗愈的方法来超越自我，获得内心的平静与安详。

　　同时，应用这个研究又是令人欣喜的。在我自己带学生研习叙事治疗的时候，将叙事自我疗愈的方法与学生分享，尝试让学生使用叙事自我疗愈的方法给自己讲故事，看到一个个学生的生命故事由此变得不同，那是莫大的惊喜！所以，我毅然在古学斌老师的鼓励和支持下，把这一论文改写成书，与更多的读者一起分享。

　　对于没有接受过社会工作或心理学训练的读者来说，本书第一章、第二章、第六章和第七章较为艰涩，建议可以从第三章、第四章、第五章和第八章的故事开始阅读。对于社会工作和心理学的同仁，结合第一章、第二章的理论脉络来看故事解构与重构则是不错的选择，然后希望在第六章、第七章和第八章能与大家一起讨论叙事自我疗愈的行动程式和个人灵性的成长，欢迎批评指正！

　　感谢我挚爱的父亲。感谢您对我无微不至的照顾与呵护，是您一直与我同在，给我勇气，让我坚强勇敢地面对生活。

　　感谢亲爱的列小慧老师，您那么亲切，让人如沐春风，是您的宽容、耐心与支持才让这个研究得以诞生，是您让我学会从生命叙事当中吸取正能量。

　　感谢慈爱的朱志强老师，是您的关心让我在香港那段最煎熬的日子里，感觉到犹如父爱般的温暖，我其实很想和其他同学一样叫您一声"朱爸爸"。

　　感谢尊敬的古学斌老师、叶嘉宝老师和叶少勤老师。你们背后默默的支持、鼓励与帮助让我在彷徨中学会享受这个研究和学习的过程，找到自己的方向，重建我的故事。

感谢一路陪伴我渡过难关的亲人、老师、朋友和学生。你们每个人的名字都深深刻在我的心头，正是因为有了你们，即便是在最阴霾的日子里，我都能感觉到阳光永存。

感谢我的母亲。您一直默默地和我们承受与父亲离别的巨痛，可是您没有流露出半分，始终默默地忍受和付出。

感谢我的妻子。您付出了您的所有，陪伴我一起走过最艰难的日子，并时刻鼓励和支持我去完成这一研究，让我如愿以偿地完成了父亲的心愿。

最后感谢生活中的苦难，无论是癌症病痛还是死亡，是它们教会了我生活，教会了我坚强、忍耐、宽容与豁达。

谨以此书献给曾经或正在遭受癌病伤痛的人们！

钟耀林
写于中国大陆最南端

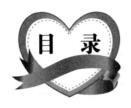

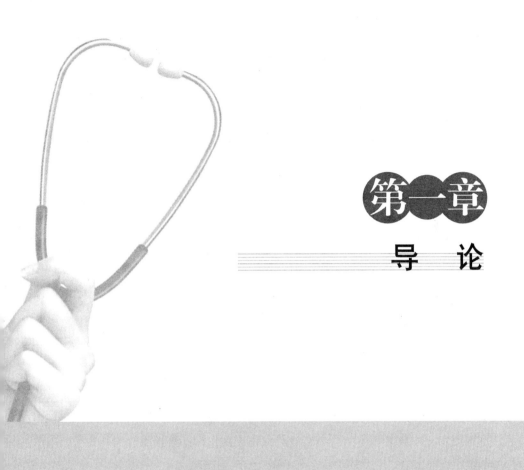

第一章

导　论

生活世界本身就是一种多元化的事实。这种多元化的事实主要表现在：新的隐晦不明（new obscurity）（Habermas，1996），"生活方式与人生样态的个人化趋势"（Beck，1992），以及各种"旧"的社会不平的瓦解，转而演变出各种新的而且多元的文化环境、次文化、生活风格与生活方式（Hardil，1992）。

倡导后现代主义的学者主张大论述与理论的时代已经结束了，当前需要的是与特定时间、空间及情景紧密相联的各种小叙事。[①]

——Uwe Flick

① ［德］伍威·弗里克. 质性研究导论［M］.李政贤，译. 台北:五南出版社,2007:2.

第一节 导 言

一直以来，疾病就只会被认为是个人的问题和责任。在这种观念的影响下，个体要独自承受疾病所带来的种种痛苦，包括肉体上的疼痛、精神上的折磨还有与社会方面的断裂，哪怕这些可能都是环境酿造的苦果。

后现代"反思""理解"和"批评"的精神，为诠释疾病、个人和社会的关系提供了另一思想的出口——病痛是社会建构的结果。

文化歧视、道德隐喻、医疗服务资源过度市场化、城乡二元割裂、社会救助与保障机制失灵、治疗中医疗技术操控、病人话语权被剥夺、"病"与"人"认识上的错位、临终关怀缺失以及殡葬过程中的污名化等都引起、加重了病患家庭的痛苦体验。

本研究基于 2013 年笔者在攻读香港理工大学和北京大学合办的社会工作硕士研究生期间完成的毕业论文，笔者希望从自身经验出发，以一种生命叙事的经验方式来解构癌病伤痛的社会根源。同时，本研究作为叙事自我疗愈的一种尝试，探索在隐忍内倾、追求内在超越的中国传统文化背景下，通过生命叙事的方法实现"自我疗愈"的可能性，提出叙事自我疗愈的概念，并剖析叙事自我疗愈的行动程式和叙事自我疗愈过程的内在机理。

♡ 一 从一篇日记说起

2013 年 3 月 11 日，星期一，阴雨

今天是正式见论文指导老师的日子，我怀揣着一颗忐忑的心来到列小慧老师的办公室。几句寒暄与客套后，我不安地坐了下来，能够感受到自己手掌发热和动作僵硬。

我的论文题目会被接受吗？跟老师而且还是一位异性老师来讨论自己

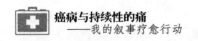
的内心世界，会难堪吗？

我们的谈话便试探性地开始了……

小慧老师似乎觉察到了我的拘谨，单刀直入地问："你为什么会选择这样一个主题作为你的毕业论文？"我心里一惊，但脸上始终保持着镇定和理性，拿出收集好的资料，准备长篇大论一番。

但小慧老师似乎并不准备听我那一番早已准备好的滔滔不绝的文献综述，而是紧接着问："在父亲眼中你是怎样的？""父亲在你眼中又是怎样的父亲？""你和父亲的那段往事对你来说又有怎样的影响？"……一连串"贴肉"的问话，我本已不安的思绪被挑动起来，我感到自己的眼睛开始模糊，声音开始哽咽……

我的心理防线开始被撕裂。没想到"脆弱"来得这么早。小慧老师开始要给我找纸巾，我很快意识到自己的"狼狈"，连连说"不用、不用，我行的……"

小慧老师像发现新大陆般，不放过这个片段，开始敲问："当我准备拿出纸巾的时候，你和我说'不用（纸巾），我行的'，这代表着什么呢？"就是这样一个简单的敲问，开始把我领入了对自己的反思中。

我从小在传统文化熏陶的家庭里长大，又是家里的长子，父亲对我的教育也就异常严格。从小父亲就经常很严肃地对我说："你是男孩，是男儿就应该流血不流泪""再苦再累自己扛"。如今，我却要在一位异性长辈面前流露出自己的脆弱，这让我很不自然。

那时那刻，我二十多年来被形塑的男子汉形象正与痛苦的回忆在纠缠、争斗。而我自己也越来越意识到，这种纠缠与斗争是长期以来困顿内心的一把枷锁。它锁住我心灵最深处那间尘封许久的房间。

当房门再次被打开，里面压抑、缺氧，让走进去的人难以呼吸。

生活的繁重负担没有给我足够多的时间与空间去收拾这个房间。与小慧老师接下来的谈话也更让我明白，为什么父亲离去已经一年多了，而在我心中那份伤痛依然不休不止地在缠绕。这两年来，工作、结婚、送走父亲、生孩子、读研究生、建立社工机构、照顾家庭……所有的一切都让我"理所当然"地把这份伤痛掩埋起来。然而，它却没有因为时间流逝而愈合。

如果说处理伤痛的时间被剥夺是由于生活上的压力，那么空间被剥夺，则是习俗、文化和制度压迫的结果。各种有形和无形的压力剥夺了我们处理自己伤痛的权力。病痛责任的个人化、医疗服务资源过度市场化、重生讳死的文化、癌病的道德隐喻、临终关怀的缺失……这些何尝不都是伤之根，痛之源。

所有的这一切，让我们成了"顺民"。最终，连我们自己也下了这样的一个定论：我无法处理自己的痛苦。于是我们或是把它掩埋起来，或是在万般无奈之下假手于人。就连身边的亲人和朋友，也同样认为或许这就是最好的处置方式。大家开始心照不宣地回避与疾病和死亡相关的话题，甚至是敏感的词语，认为这样就会好起来。但是，随着时间的推移，封闭起来的房间只会越发臭气熏天，越来越缺氧。有没有第三条路？小慧老师每一次的敲问，都让我更加明白，原来在自己的内心还有很多的东西需要梳理，那个房间必须是我自己一点一点地去收拾。

记得走的时候，小慧老师还特别叮嘱，记得把今天的面谈写下来。开始的时候还不是很明白这句话的用意，如今正式开始动笔，猛然醒悟，它便派上了用场，成了论文最好的开关。

——2013 年 4 月于香港红磡

二 对旧故事说不

我曾经在想，我的 2011 年是黑色的，因为它带来的是太多的伤痛与不幸。在过去的 2011 年里，癌症折磨着我的父亲，让我们的家庭痛苦万分，如今，尽管它已经过去，但它留下来的阴影却长期笼罩着我和我的家庭。

人们谈"癌"色变，因为它几乎等同于死亡。所以，大家都不愿意去提及它、触碰它，竭尽全力逃避它。就连我们在讨论癌症的时候，都会用"那个东西"来意指，所有人也都会心领神会，我们是何等的畏惧。

对癌症病患和他们的亲属来说，"病发—检查—确诊—手术/化疗—死亡"这一过程更是一段痛苦无助的经历。所有人都试图去逃避，但那些癌病和伤痛却从来不会因此而远离我们。如今，即便它已成往事，却夜夜入

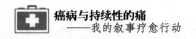
梦，剪不断，理还乱。

我们该如何面对？

是像鸵鸟一样，把伤痛埋藏起来，屏住自己的呼吸，掩埋自己的思想，然后再找一个没人的地方静静地舔舐……经过漫长的煎熬，或许伤痛会好起来，又或许它会发炎、溃烂，直至侵蚀我们的心灵，最终，我们也随之沉沦？

直到今天，当我们努力挽留记忆中越来越遥远的父亲的印象时，内心的伤痛如潮水泛滥，猝然上涌，令人哽咽。我在回想往事时依然神情呆滞，妻子战战兢兢，母亲暗自流泪，兄弟姐妹始终闷闷不乐……我知道，这段伤痛还未过去，也许它永远不会被抹平，因为它已经渗透到我们的骨髓里，侵蚀着我们每一个人。

我知道，这不是我要的生活，更不是我要的故事，有些东西需要改变，必须改变，哪怕只是一点点可能，因为，这是父亲临终时最大的心愿。

在患病的日子里，因为切身体会到癌病所带来的痛苦与无助和对医疗服务体系的失望，父亲临走的时候有个愿望，希望我不要伤心，而是能够从他的身上得到更多的反思，要呐喊，要让社会知道癌症病患和他们的家庭正在遭受的痛苦，这样社会才有改变的希望，哪怕是微不足道的说辞，这或许也是这些癌病苦难家庭的救赎（我曾经认为这是一个对我来说非常残忍的要求，但如今看来，它却是一个父亲留给儿子最意味深长的鼓励）。

随着父亲的离去，我的心情低落到了极点，生活的彷徨与回忆的痛苦充斥着我的头脑，让我的思绪无法安宁。父亲的这个遗愿虽然一直惦记在我心头，但我却未曾有勇气去拾掇那一幕幕惨痛。

所幸的是，香港理工大学和北京大学合办的社会工作硕士的学习课程让我多了一些启发和尝试完成父亲遗愿的勇气，哪怕会更伤、更痛、更不堪。这个课程是多么的安静，像是一段心灵修炼的过程，让我有更多的机会与自己对话，重新去整理和审视那段往事，故事中的它们是如何给我们造成了今天的困扰，如今它们还好吗？

我开始学会了向这一些旧的故事说不，我更希望通过对这些故事的文本解构，挖掘些许改变的可能，重建一个属于我们的新故事。使逝者安息，生者安详，以告慰我的父亲，宽慰我的母亲，慰藉我的妻儿和兄弟姊妹。

三 同路人的陪伴

在医院癌症病房里，医生护士们迎来送往，站着进来的人少，躺着出去的人多，死亡阴影笼罩着整个病房。

病房里，人们神情凝重，除了病人艰难的呼吸声，亲人偷偷的哽咽声，剩下的就只有仪器沉重漫长的"嘀、嘀……"声。这里就像一部巨大的机器，和我们家一样，数不清的家庭的生命故事在这里开始被改写，大家清一色的焦虑、恐慌与悲痛。

患者病情加重，离开医院回家是最无奈的选择。然而，痛苦并没因为回家而减轻。社会文化对癌病的污名化，使癌病家庭在社会关系上雪上加霜。当大多数人都避之大及的时候，处于困境的这些家庭想要获得些许帮助，是一件很难的事情。

作为同路人，我希望通过同样的故事告诉他们，癌病是怎么一回事，除了生理性的病痛，文化对癌病的诟病，人们对癌病的误解和恐惧，家庭关系的改变，周边支持网络的弱化，制度的压迫等，这些都是引起、加重和延长了我们"伤痛"的根源。

通过这些故事，或许还可以引起大家的一些共鸣。如果幸运的话，我们还可以早一些对这些故事有所觉醒——这不是我要的故事。如果我们能早一些掌握话语权，那么故事就有了被改写的可能，它未必就只是伤与痛的，故事还可以是珍惜、爱、努力和抗争。

四 癌病伤痛的社会根源

病痛从来就不单是个人的问题，它是社会建构的结果。[①]

1. 文化的梦魇

文化对癌病的污名化（stigma）是有力量的，这股力量加重了病患家

---

① 凯博文．谈病说痛：人类的受苦经验与痊愈之道［M］．杨国枢，编．台北：桂冠图书股份有限公司，1997.

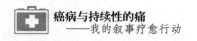
庭痛苦的体验。

正如凯博文（Kleinman）所言："在某些社会中，文化对患者所加的病痛标签如此有力，它影响患者的全部关系，并且可能导致放逐，在加上烙印的病症中，烙印可能会以社会对此状况的反应开始，也就是说，一个被如此贴上标签的人，虽然不会遭近亲却会遭他周围的人避开、嘲弄、不认可和贬抑，最后，被加烙印的人变成期待这类反应，在它们尚未发生前，甚至在它们不发生时，预期它们。"

在重生讳死的文化里，疾病与死亡都不大受老百姓待见。那些运气差、品行不好或是得罪神明的人才会染病，是"衰神"附体的结果，甚至得了病的人是被诅咒的。人们还自然而然地将疾病与道德联系在了一起，因此生病的人，尤其患有癌病就被套上了道德的枷锁。

文化还将疾病分成了三六九等，文化根据疾病的痛苦程度寄寓了道德审判的度。对于被认为是绝症的癌病而言，它更是被妖魔化、污名化的重要对象。因此，不单是周围人，就连癌病家庭和癌病病人也开始相信，得病是因为病人自己德行出了问题，于是四处拜祭，求神庇佑和宽恕。

此外，在当地风俗中人们觉得和这些得了病的人及他们的亲属接触，是要给自己带来坏运气的。所以，大家都不愿意冒这个险。这也就是为什么这些家庭在办丧事的时候请周围的人帮忙大多会遭到拒绝，或是完事之后都需要讨个红包作为辟邪之用。癌病家庭的成员也心领意会地准备好辟邪的红包，并且再也不敢与别人"串门"，即使有，也只会远远地和别人沟通，这些现象进一步形成了癌病家庭的社会疏离与排斥。

2. 保障制度之伤

凯博文在《谈病说痛》一书中指出，"我们的经济与社会系统把压力放在我们所有人身上，但因为无力，地方社会系统并不（或不能）扭转或减轻那些压力对个人的影响，失业、半失业和败坏的工作情况造成恶性循环，处于其中，那些对当地资源最缺乏门路的人就会遭受从未有过的更大经济压力和他们无能为力的不公平压抑关系。"

在医疗服务资源城乡二元分割的中国内地，农民只能赤身裸体地面对各种疾病的威胁，"小病熬，大病拖"成了农民应对疾病的常态。除了医疗保障体系让农民得不到与城里人同等的保障之外，农民在看病时还需要付出比城里人多得多的隐形成本，如交通、租住房、照看压力等。加上医疗信息资源匮乏、社会保障救助体系不完善、社会互助体系崩溃、社区支持性服务缺乏等，这些都加重了像凯博文所说的压力。这些压力最终转化成农民癌病家庭的痛苦。

3. 医疗体系之痛

凯博文《谈病说痛》一书贡献之一就是给我们区分了"疾病"和"病痛"的两个概念，并剖析了由病患主导的"病痛"这一地方性知识是如何被医生偷换成"疾病"这一专业知识的。

"病痛的怨诉是患者与家属带给医生的。事实上，初次会见时，地方性的共有病痛惯用语能为患者与医生建立共同的基础以相互了解，因为医生也已经接触过特定的集体病痛经验。然而疾病却是医生将病痛以异常现象的理论术语重新改造创立的。疾病是医生被训练后以他们个别的行医方式经由学理的眼光所见。也就是说，医生以狭隘的科技论点，将患者与家属的病痛问题转化成为疾病问题。"

在医患互动过程中，作为专业知识的"疾病"掌握了主动权，作为地方性知识的"病痛"开始失语。于是在治疗当中我们的病人开始被"客体化"，他们唯有将自己"交"给医生。

而在过度市场化的医疗服务体系里，这一权力转换是危险的，很容易形成技术操控和成为医院牟利的工具，也容易使原本医患合作的治疗关系蜕变成医生的独角戏和病患的猜忌。

4. 癌病葬礼之殇

癌病死难者的葬礼不会是光鲜的，文化早已把它抹成一种污秽的象征。安葬文化中，病死被认为是没有"福气①"的，被看成"横死②"。"横死"葬礼上，法师挥袍走场，口中所念之词看似超度，却是充满了歧

---

① 民间有五福的说法，《尚书》上所记载的五福是：一曰寿、二曰富、三曰康宁、四曰攸好德、五曰考终命。第五福也就是善终。
② 横死，指遭遇意外而死亡。九种横死中，病不得医治而死为其中一种。民间关于横死的说法是，横死之人是不能轮回的，在葬礼的时候必须有法师超度。

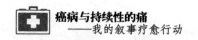
视和污名化，少了对死难者的尊重与怜悯，增加了对在世亲属的伤害。

"横死"葬礼的安排，加剧了人们避讳参与死难者葬礼，使人们在癌病死难者的人生最后一程里表现得异常冷漠。

文化的烙印让活着的人彻底跌进了轮回之苦，无法将心灵超度到彼岸，给亲属留下永远的伤和痛。

五　对自我疗愈的渴望

汉学家余英时老先生在其新书《论天人之际》中，将中国文化概括成讲求"内在而超越"的儒家文化传统。[①] 隐忍内倾、追求内在超越的民族性格在很多中国人身上表现得淋漓尽致，尤其是中国的男性，从小就被教育成"男儿有泪不轻弹""再苦再累自己扛"，很少向别人倾诉个人的悲伤，因为那是我们自己脆弱的一面。

我们只能依靠时间和自己强大的内心世界去消化这些伤痛，文化中也把这当成一种个人的修炼和成熟的表现。"凡夫转境不转心，圣人转心不转境"的佛家禅说被奉为国人修身立世之精髓。因此，像心理治疗师、咨询师和社会工作这些需要当事人与他人分享内心世界的行业，目前还未被广泛接受。

从 20 世纪 80 年代初开始，西方社会出现了一种以讲故事来治疗的方法。治疗师通过鼓励当事人重掌故事话语权，对故事重新诠释和意义再生产来获得内心的平衡，从而达到治疗的效果。它就是叙事治疗，一种后现代范式的治疗模式。就艰涩的治疗而言，讲故事无疑是最轻松的，而让笔者最感兴趣的是，如果当我们成为自己的治疗师，那么故事将如何讲起？又将走向何处？于是我第一次有了"叙事自我疗愈"的概念！

其实，伤痛并不一定要把它都说出来才是唯一的解决方法。在现实生活中，我们很难找到专业的听众，也很难找到专业的治疗师，同时传统文化告诉我们要隐忍，不要轻易流露自己的内心，所以"自我疗愈"的重要性和必要性也就凸显了出来。

---

① 余英时. 论天人之际——中国古代思想起源试探 [M]. 台北：中华书局，2014－07.

倾向隐忍和内在超越的民族性格或许更适合使用这样一套叙事式的"自我疗愈"方法来处理伤痛。对于在典型的传统文化中长大的我而言，它或许就是最后一根救命稻草了。所以，我迫不及待地走近它，了解它，吮吸着它给我的能量。

借助我的经验，我希望告诉大家，因为疾病所带来的伤痛其实是社会建构的结果。当我们察觉这其实不是我要的故事的时候，故事就有了改写的可能。解构旧故事文本，寻找遗漏的美好，建构一个正向的新故事，它将会成为支撑我们生活的动力，也是滋润我们持续成长的源泉。

第二节　我的研究视框

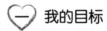

我的目标

从总体上，本研究希望用生命叙事的方法，通过坦诚的自我叙事，从细微处领悟人生道理，解构伤痛，唤醒个人内在的生命力量，汲取故事中的正能量，重组个人的生命故事，达到自我疗愈的目的，同时通过借助个体生命叙事行动，探索叙事自我疗愈的行动程式和内在机理。

我的框架

全书主要内容可以分为五部分，分别为癌病伤痛的社会根源剖析，癌病伤痛故事的解构与重构，叙事自我疗愈的行动程式分析，灵性的成长和叙事自我疗愈的实践。

（一）癌病伤痛的社会根源剖析

1. 癌病伤痛是否只由个人引起？
2. 除了疾病本身，是什么引起、加重、延长了病患及其家庭的痛苦？
3. 癌病伤痛是否只是个人的责任？

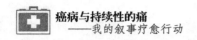
4. 文化习俗、医疗制度、医疗体系、丧葬文化的不合理处是如何造成伤害的？

（二）癌病伤痛故事的解构与重构

1. 癌病伤痛的故事是否就是铁板一块？

2. 癌病伤痛的故事是如何被编撰的？

3. 谁在背后主导了故事？

4. 案主是如何被客体化的？

5. 如何挑战旧故事？

6. 新故事在形成过程中，如何做到问题外化、寻找遗漏的美好片段、故事意义再生产并由薄到厚？

（三）叙事自我疗愈的行动程式分析

1. 生命叙事当中，"自疗"从什么时候开始？

2. 个体如何做到对伤痛故事的意识觉醒的？

3. 有哪些因素影响了自我疗愈的过程？

4. 自我疗愈的行动程式及其机理。

（四）灵性的成长

1. 灵性与灵性社会工作的发展脉络。

2. 叙事与灵性的关系分析。

（五）叙事自我疗愈的实践

分享笔者作为社会工作专业的一名老师，把叙事自我疗愈的理念、方法与技巧用于教学当中，并引起学生改变的经验。

三 我的方法与路径

既然"伤痛"是人生存于环境中的一种主观体验，那么我们就很难用量化的方法进行量度和研究。这样一来，从人文主义方法论出发，一种讲求"投入性的理解"的研究方法也就成为探究该问题的必然选择。

德国质性研究著名学者伍威·弗里克如是说：

生活世界本身就是一种多元化的事实。这种多元化的事实主要表现在：新的隐晦不明（new obscurity），（Habermas，1996）"生活方式与人生样态的个人化趋势"，（Beck，1992）以及各种"旧"的社会不平的瓦解，转而演变出各种新的而且多元的文化环境、次文化、生活风格与生活方式（Hardil，1992）。（Flick，2007）

倡导后现代主义的学者主张大论述与理论的时代已经结束了，当前需要的是与特定时间、空间及情景紧密相连的各种小叙事。（Flick，2007）

本研究希望从人文主义方法论的角度出发，以一种"投入理解"的叙事研究（narrative research）方式展开研究。

我们可以这样定义叙说研究："叙说研究是以一种实践的取向，去展现一个生命的发展脉络与理解的研究方式，在这之中，叙说者的主观性与脉络性是被允许，也是被强调的"。（Clandinin and Connelly，2006）

在本研究中，笔者从自身经验出发，以一种自我生命叙事的经验方式来解构癌病伤痛故事，采取先"融进去"，再"跳出来"，"再融进去"和"再跳出来"的经验方式进行自我体验、观察与反思。

"融进去"，就是笔者通过回忆父亲患癌和处置过程中伤痛的经历，深入癌病伤痛故事中去，再次感受、体验和理解癌症家庭的伤痛和困扰，记录故事中人物的意识觉醒和抗争的过程。

"跳出来"，笔者希望对自身经验进行投入性理解，逐个剖析癌病伤痛建构的社会根源、反思在叙事过程中的自我成长。

"再融进去"，就是就"跳出来"那一刻关于成长的反思，当事人用自己的感官去感受那种舒心悦怀的感觉，并让自己学会喜欢这种感觉。

"再跳出来"，也就是如何让自己保持这种感觉的反思，从而达到新的生命高度的一种领悟。当然，对我来说，还可以是感性地表现为提出叙事自我疗愈和梳理自我疗愈的行动程式的一种担当。

这是一个感性和理性交融并汇的过程，也是一个螺旋式上升的过程。

在研究素材方面，正如台湾学者林美珠所言："在叙说研究中，资料的收集以一种故事的方式被收集，像是通过访谈所得的生命故事，或是人

类学家在观察中以叙说方式记下的观察所得皆是，而叙说研究可以作为研究的目的，也可以作为研究的工具。"（林美珠，2000）

在父亲患病、罹难时笔者自己所写的网络日志是本研究最好的旧伤痛故事的文本素材，而在反思伤痛的社会建构部分，故事回忆也是旧故事文本素材的一部分，通过回忆，笔者开始对旧故事整理、阅读和解构，由此也产生了新的故事的意义，笔者同时也把这一意义再生过程的体验记录下来，故事在不断往前走，也就实现了自我疗愈的目的。最终笔者再对这一循环再生的过程进行梳理，也就完成了对故事的解构与建构的研究。

此外，在研究中笔者既是故事的作者，同时也经历了作为读者的过程，在高度一致的"语言共同体"下，本研究更容易在叙事中做到"投入理解"，本研究就是要发挥"语言共同体"的这一优势，以更好地解构故事和进行意义再生产。这也正是叙事自我疗愈的优点之一。

关于收集和分析资料的技术路线。

（一）资料收集

1. 整理在父亲遭受癌症折磨的日子里笔者所写的日记、与亲友的书信、网络留言和父亲去世后笔者所撰写的回忆录以及笔者父亲的遗书等作为研究资料。

2. 根据以上资料，回忆笔者和父亲的故事，作为伤痛故事解构的材料。

3. 因为本研究采取行动研究的方法，所以笔者也记录了自己在回忆过程中的心路历程，作为新故事撰写的素材。

4. 收集伤痛、癌症病患心理、自我疗愈、叙事治疗等相关的文献资料作为研究的理论和数据支撑材料。

（二）资料分析

1. 以叙事治疗的基本理论框架作为研究分析框架。

2. 重新解读旧伤痛故事文本，解构癌病伤痛的社会根源。

3. 撰写新故事，对故事意义再生产。

4. 跳出故事本身，反思个人成长和思考自我疗愈的行动程式。

四 我的心路历程

这是一个对四年的伤痛经历的研究，四年的心路历程跌宕起伏，每一次的面对和触碰都那么艰难。

（一）一个艰难的决定——"选题＝自虐"（2012 年 10—12 月）

2011 年 7 月，父亲走了！被生活的重担与悲伤、痛苦、愤怒和茫然笼罩的我，无比压抑，无法释怀。多少次与父亲梦中相见，暗地里，唯有通过诗与日志和自己对话，和父亲对话。

《魂牵梦萦思父亲》

昨夜风起，几度寒霜。

魂牵梦萦，辗转反侧。

又见父亲，黯然心伤。

呜呼哀哉……不禁潸然泪下。

乍醒方知是为梦，唯有哽咽无人知。

——2012 年 2 月于广东湛江

《悼父文》

遥遥群山，昨夜风凉。

几度梦回，疑是故乡。

儿行千里，重担在肩。

踽踽独行，黯然心酸。

家有孤老，奋然前行。

又见父亲，焕然一新。

似君非君，潸然泪醒。

耿耿不释，悼以为念。

——2012 年 7 月于广州从化长流

处于这种状态的我，如何能够完成好毕业论文？

一个艰难的决定，让我踏上了这条艰难的叙事生命疗愈行动的研究历程！

有些东西是时候改变了，有些东西必须要改变！

可是如何改变？

古学斌老师生命叙事的课程让我看到了曙光。在几位老师的支持下，我开始翻阅叙事治疗、后现代、传记学和身体社会学等资料，开始尝试回忆我与父亲的故事。无数次独处时我潸然泪下，无数次众人前哽咽在喉，强烈的心理防卫机制开始起作用，也无数次想逃离，无数次又重新捡起……

一个信念让我坚持了下来，那就是完成父亲的遗愿。因为父亲在病重的时候曾经这样安慰我，劝我不要悲伤，让我把我们发生的事都写下来，或许能够帮助到更多的人。

（二）自我梳理——痛苦并快乐着（2013 年 1—7 月）

我读的香港理工大学与北京大学合办的中国社会工作硕士研究生班最后的课程在香港完成，这也是我撰写毕业论文的关键时刻。

那段日子，我是最"轻松"的。因为我可以暂时离开病重的奶奶、刚为人母彷徨的妻子和出生不久的孩子，还有刚成立不久的社工机构，即便我自己想承担，却也无能为力。

那段日子，我是最"自由"的。或许是因为老师们看到了我的状态，把我安排到了独立的单间。每当各种思念来袭，我再也不用担心因为有旁人而需用微笑来掩饰，我的各种痛苦此情此景下可以尽情地释放了。

那段日子，我又是最"畅快"的。犹如打开了一间尘封已久的凌乱的房间，我可以一个人慢慢地拾掇，打开一扇扇的窗户，呼吸新鲜的空气和沐浴春天的阳光。

在这段日子里，我与自己内心最深处的痛苦进行了最顽强的斗争。我每天在香港理工大学的图书馆里畅游书海，对自己理性世界的癫狂开始反思。我整理了父亲的遗嘱、我自己的手记和以往的日记、亲友的留言，记录我自己当时的情绪，在理性与感性之间来回穿插，像是灵魂出窍，不断感受原来的自己，与原来的自己对话。这样安静的日子，就像是在修道场里度过，一天天释然，一点点解放。

这样的感觉由薄到厚，我开始重组了个人的生命故事。当我看到这一点欣喜若狂！因为我知道，这就是生命疗愈，我已经度过了最艰难的时刻，当然，绝对不仅仅是完成了毕业论文。

（三）播种，那是希望（2013年11月至今）

我顺利毕业，如释重负。我的毕业论文也成了优秀论文，这似乎是预料中的事情，因为只要是好故事就能给人力量，就能打动别人。

在古学斌老师的鼓励下，我开始思考如何将毕业论文编撰成书，同学与朋友也对此寄予厚望。

但是我知道，那一天还没真正到来，所以，我开始等待，等待着一份有力的见证。因此，关于书的撰写也是断断续续，停滞不前。

这个等待一直延续到了2015年我开始讲授《叙事治疗工作坊》这一门课。

学生A：课程教给了我很多知识，也引发了我的很多思考。这门课程不仅可以让我们在以后的工作中运用其中的技巧开展服务，还能使我们更好地认识自己。我生命的一部分故事到此为止，我一直希望能做更好的自己，相信自己也能做到！

学生B：学习叙事治疗这门课的整个过程，仿佛就是给我自己治疗的过程，我开始用不同的思维方式去看待我经历的一些事。在过去的生活中，我过度重视生命中的主线故事（困苦、自卑、亲人离世、高考失利、失恋等）而忽视支线故事（坚强、自信、力量、历练等）。学习了叙事治疗后，我开始重新解构并重构我的生命故事，在这一过程中，我试图让我的叙事不再重复那些伤害我却毫无意义的主线故事，而是努力去关注那些常被我忽视却对我"有利"的支线故事。在掌握了问题外化的技巧后，我试图把贫困与我分开，我忽然发现：在我的那些所谓问题和痛苦下，隐藏着闪亮的独特性，我从中看到各种选择的可能，所以我有机会自己选择。

……

对我而言，这些都很好地见证了叙事自我疗愈的实践，改写了一个个

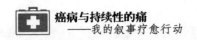

鲜活的生命故事，我内心不禁燃起新的信心与希望。这也是为什么这本书能够顺利诞生的重要原因之一。

参 考 文 献

［1］［德］伍威·弗里克．质性研究导论［M］．台北：五南出版社，2007．

［2］凯博文．谈病说痛：人类的受苦经验与痊愈之道［M］．杨国枢，编．台北：桂冠图书股份有限公司，1997．

［3］D. Jean Clandinin，F. Michael Connelly．叙说探究——质性研究中的经验与故事［M］．蔡敏玲，余晓雯，译．台北：心理出版社，2006．

［4］余英时．论天人之际——中国古代思想起源试探［M］．台北：中华书局，2014．

［5］林美珠．儿童中心游戏治疗——二个自我痊愈之例子［J］．辅导季刊，2002，38（3）：14－31．

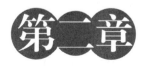

理论回顾：建构、叙事与自我疗愈^①

把这个学说定义成一种世界观是不是比较好呢？也许吧，可是即便如此，还是不够。也许该说它是一种认识论，一种哲学，一种人的承诺，一种策略，一种伦理，一种生活等^②。

——麦克·怀特

① 钟耀林．重写生命故事之美：叙事自我疗愈的行动程式分析 [J]．社会工作与管理，2015，15（4）：42－49．

② Michael White，David Epston．故事、知识、权力——叙事治疗的力量 [M]．廖世德，译．台北：心灵工坊，1990．

第一节　对话的基础：一起理解几个概念

一　伤痛（pain）

"伤痛"一词在中国文化中有两种解释，生理性的伤痛和心理性的伤痛。生理性的伤痛（近义词，病痛）是指由于受伤或疾病而产生的身体疼痛的体验。随着疾病的康复或病患生命的终结，生理性的伤痛也随之终结。而心理上的伤痛则不同，它是一种内在的心理痛楚体验过程，需要更漫长的时间才能愈合。

癌病伤痛既是生理的，又是心理的。一方面，生理性的伤痛并非就只单纯因为疾病或外在创伤引起和加重的，很多时候它和我们的制度、文化、社会又紧紧联系在一起的，过度市场化的医疗服务体制、落后的医疗技术、临终关怀理念与服务应用的缺乏等都会引起、延长和加重病患者的痛楚体验。另一方面，心理性的伤痛则同样因为生活压力、照顾压力、生存压力、治疗压力而变得微妙。此外，生理病痛加重了心理负担，如当癌病发作时患者死去活来的痛楚带给病患家庭对死亡的焦虑、情绪低落、人际关系紧张和疏离等。最后，存在的"心理问题躯体化"（Leon，2012）的反应，使癌症病患者因为焦虑、抑郁等各种情绪的影响，加剧了其生理病痛的体验。

本研究所讨论的"伤痛"是一个统一的概念，包含了癌病病患者及其家属所承受的生理性和心理性的痛苦体验过程。需要说明的是，在讨论癌症病痛的社会建构时主要使用的是生理病痛体验的概念，同时也不乏心理层面的创伤；而在讨论伤痛自我疗愈的时候，主要使用的是心理层面伤痛体验的概念。

（二）叙事/叙说（narrative）

叙事也就是讲故事。叙事的形式非常丰富，如写日记、讲故事的、说笑话等，无所不在地融入我们生活，就连茶余饭后与朋友的谈话都可以是叙事。

故事是蕴含力量的，而且是巨大的，而故事力量之大除了因为故事本身的丰富外，更在于我们如何讲述自己的故事。"故事之所以具有如此强大的力量，不单在于其丰富（因每天都有很多不同的事情发生），更因为我们怎样叙述自己的生命故事，就是告诉自己和别人，我们是一个怎样的人，在怎样地生活，拥有一个怎样的人生。"（列小慧，2011）

叙事是意义建构的过程。"当叙说以故事形式呈现时，事件与行为被一起描述成有意义的情节，这些情节在有意义的脉络下，被组织起来，成为一个整体的情节，便能呈现出事件的意义与丰富的内涵。"（周志建，2002）

并非所有的故事都是好故事。"若将连串无意义、徒然及充满问题的故事串联起来，就形成了一个'被问题充斥'（Problem-saturated）的人生主题，支配着我们生活和未来。"（列小慧，2011）所以在叙事的时候我们要注意识别有问题的故事，对其进行反思。

叙事受作者和读者话语体系的影响。"我们生活在一个符号和语言的世界"[①]"作者既不是游离于一种话语实践之外的个体存在，也不是任何特定实践活动中的行为主体，而是具有一种可称之为主体的'功能'"。[②]

罗兰·巴特（Roland Barthes）认为"作者已死"，他对故事文本进行区分，认为存在读者文本（readerly text）和作家文本（writerly text）两种故事文本。"作者不过是意识形态的产物，而读者在故事文本的阅读中才是意义的创造者。""作者之死成就了读者之生"。同时，迦达默

---

① 出自福柯（Michel Foucault）发表于《世界报》的谈话。

② 陈怡桦，黄建邦，吴丽娟，刘建毅等.作者已死：巴特与后现代主义［EB/OL］.南华出版所网：http：//www.nhu.edu.tw/~publish/researches/course/cultural_study/c4.htm.

（H. G. Gadamer）同样也认为，"作者是作品之父，读者则是作品的再生之父"。① 作为对文本的一种解读，故事意义的再生产过程在读者的诠释下也就产生了，而且这一过程发生了就不会停下来，不同的读者，即便是同一读者，在不同的时间与空间里所进行的故事意义再生产都是不同的。

那么，如果一个个体既是故事的作者又是故事的读者，故事意义再生产的过程是不是就有可能停滞了呢？其实，在所有故事撰写的过程中，我们既是作者，同时也是故事的第一读者。所以，在故事文本创作时，经历了两种身份融于一体的对话，故事的意义也在这过程中得到升华。这也就正如诺贝尔文学奖得主莫言所言"我在写故事，故事也在写我"。

因此，自我叙事对于创作者而言也就有了意义。此外，这种意义还是持续性的，当创作者再次阅读所写的故事时，意义再生产的过程又产生了，只要我们不断解读它，它便是提供源源不断生命力量的源泉。

三 自我疗愈（self healing）

自我疗愈（"自疗"），指当事人通过自我调节来实现心理平衡的过程。笔者查阅文献时发现，自我疗愈的概念目前在医学领域被用得最多，"医圣希波克拉底斯（Hippocrates）最有名的两个训诫：首先，'不要造成伤害（primumnon nocere）'及'尊重自然的痊愈力量（vismedicatrix naturae）'。对照现代医学的成就，我们可以发现，许多医疗行为往往也同时具有侵入或伤害性，此外，更重要的是人们对自己身体所造成的各种有意或无意的伤害，都违反了希波克拉底斯的第一条训诫。"（向鸿全，2005）

自我疗愈的概念被心理学讨论则是近年来的事。"案主来求助治疗之前其实已经进行了很长一段时间的'自疗'。""治疗来自于外部，但是，痊愈来自于内部——生命体的本质中。"（Andrew Weil, 2003）

---

① 陈怡桦，黄建邦，吴丽娟，刘建毅等. 作者已死：巴特与后现代主义［EB/OL］. 南华出版所网：http://www.nhu.edu.tw/~publish/researches/course/cultural_study/c4.htm.

很多时候，人们试图通过与别人建立亲密关系来缓解自己的孤独感和恐惧感。我们试图从别人那里获取能量和填补自己的空虚，于是我们渴望获得他人的认可、关注和喜爱，以此来抚平自己的伤痛。但自我疗愈治疗师认为，把自己交给他人来填补空虚的做法是危险的。"你们经常把孤独与缺少朋友或伴侣联系起来，也总认为解决之道就是建立一段新的友谊或爱情。但是在这种观点中，你们认为孤独的原因、解决办法和造成的痛苦都超出了自己的能力之外。你要是以这样的心态开始一段关系，最终很可能是要求别人为你内在的伤痛负责，而把自己看成受害者。需要他人填充你内在的空虚，等于从一开始就剥夺了自己的权力。"①

自我疗愈鼓励我们转向自我的、内在的原因，"寻找那个迷路的小孩②"。鼓励我们去拥抱自己不良的情绪，不要逃避，而是正视内心的痛苦，哪怕是孤独感、恐惧感、被遗弃感等。这与西方的外倾文化背景完全不同，在内敛的、不喜欢倾诉的、不喜欢把心理问题假手于人的中国文化里，自我疗愈也就成了最好的救赎。或许我们还可以大胆地设想，通过自我叙事的方法来实现"自我疗愈"是在中国儒家文化背景下对"叙事治疗"本土化的移植与实践。

自我疗愈是一种自我调适的方法，这种调适又可以分为内在和外在两种。内在的调适主要是指内心的调节已获得心灵的平衡，外在的调适则是指通过活动、社交、场景改变等来辅助人实现情绪、身体的平衡。自我疗愈以内在的调适为主，但同时也并不排斥外在的调适，很多时候需要依靠外在的调适来刺激获得新的能量达成感悟，如适当的社会接触、良性的人际互动等都有利于自我疗愈。

但在现实的助人关系中，很多治疗取向的同工急于寻求某种技术来帮助案主渡过难关，这样反而淡化甚至忘记了案主的自愈能力和发展潜能，由于我们的思维还是局限于医生看病就必须打针吃药的惯性中，反过来说，即使能够用医生给病人看病的例子当作比喻，治疗师也应该看到案主

① 心灵咖啡网．越爱越孤独，一个人的疗愈［EB. OL］. http：//www. psycofe. com/read/readDetail_ 25347. htm.

② 心灵咖啡网．越爱越孤独，一个人的疗愈［EB. OL］. http：//www. psycofe. com/read/readDetail_ 25347. htm.

作为这一过程中的主体性，而不是把案主当成一个被动的、有待接受修复的对象，忽视了这一最基本的量度，我们就会因此陷入过度治疗的陷阱，让案主形成"治疗依赖""技术依赖"，不利于案主主体性、独立性的发展。

在本研究中，笔者希望重拾"自我疗愈"这一概念，其实也是对社会工作专业"助人自助"终极使命的回应，又或者说，引入和正视"自我疗愈"的概念，是将宏大的"助人自助"目标具体化、操作化了。

♡ （四） 自愈力（self-healing capabilities）

基于"自我疗愈"概念的提出，有学者同时提出"自我疗愈力"（"自愈力"）的概念，"所谓'自然的痊愈力量'（即自我疗愈力）除了包含某些原始的痊愈疗法——如祈祷、冥想、静坐、气功、草药等之外，还有来自身体内在的免疫机制的力量，这个免疫机制的力量无时无刻不在运作，人能够持续地健康存活着就是自我疗愈力存在并保持运作的最强佐证。"（向鸿全，2005）

自愈力的概念本身也来源于医学，笔者查阅中国知网学术文献发现，目前该概念更多地被中医和预防医学所提及和应用。在心理学方面，也开始有一些治疗方法越来越注重发挥案主自我康复能力的做法，如沙盘治疗就是最好的自我疗愈的例子。"目前在辅导方面也有的学者将自我疗愈与游戏结合来开展儿童辅导，看到孩子在玩沙盘或是其他游戏的过程中是如何平复心情的。"（林美珠，2002）

或许，我们可以这样归纳自愈力这一概念———一种生命个体内在的、自我修复的力量。

就如我们相信案主具有无限的潜能一样，我们相信案主同样具有强大的自愈力。而自愈力本身就是属于案主自我察觉、自我改变和自我增能的过程。

本研究希望从叙事治疗的基本原理出发，引入"自疗"和"自愈力"的概念，以自身为研究对象，作行动研究，通过故事的叙说与再写，寻找笔者自己内心迷路的小孩，学习如何去拥抱他、如何与之共处。

第二节　癌症伤痛的社会建构

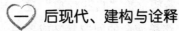

一　后现代、建构与诠释

（一）后现代主义为故事提供了思想的出口

后现代主义诞生于20世纪五六十年代，是一种反西方近现代体系哲学的思潮。强调多元、主观性和去中心化的后现代主义者和讲求客观、唯一标准的现代主义者最大的争论与区别在于如何看待所谓的"真实"。

"现代观点和后现代观点的最大区别在于两者对'真实'（reality）的看法不同。现代主义者崇尚客观的事实真相，因为它们能够加以观察及进行系统化的探讨，真相就是真相，不会因为观察的人或是观察的方法不同而有所不同。而后现代主义则相信主观的事实真相，也就是说，事实真相会随着使用的观察历程的不同而改变，事实真相取决于语言的使用，并且大部分受到人们所处的背景环境的影响。"①

以福柯等为代表的后结构主义者，被认为是后现代主义的典型代表。"在欧洲，由于结构主义哲学在某些方面与建筑设计、文艺创作和人类文化的研究有一定联系，而法国哲学家德里达、福柯、巴尔特等所谓后结构主义者又都企图从批判早期结构主义的一些基本观念出发来消解和否定整个传统的西方体系哲学（首先是"现代"哲学）的基本观念，因而后结构主义被认为是后现代主义哲学的典型形式。"②（刘放桐，1996）叙事治疗的创始人麦克·怀特（Michael White）等正是在对米歇尔·福柯（Michel Foucault）关于知识和权力结构论述的解读中创造了叙事治疗法。

后现代主义理论家宣称现代性已经终结，去中心化、解构、差异成为

---

① 百度百科：http://baike.baidu.com/link? url = DWA9fVf – rZ9Pq6sNatveOAHDbNzjwDx DuYXGStYl0BveTAK6O1lo5 – qFQ3ZiB1D – 4f30K4rd9l5GGR8 – ＿ GVyc＿ 。

② 刘放桐. 后现代主义与西方哲学的现当代走向（上）［J］. 国外社会科学，1996（3）.

核心概念（何雪松，2007）。后现代主义者对所谓"标准"和"正常化"进行反思，旗帜鲜明地反对所谓的真理、话语霸权，主张去中心化（decentrement）、解构（deconstruction）、去合法化（delegitimation）。

后现代主义强调个别化经验，认为个人的经验是独特的、唯一的，个人的意愿、经验和背景都应该优先。因此，在叙事治疗中，对故事文本的解读，"字面的传统解释就要让位给作者意图和读者反映"。[①]

因此，原本死寂的故事也就有了被改写的希望。故事创作可以跳出压迫力量所划定的圈圈，而是从当事人个人经验、背景和意愿出发进行创作；故事的诠释也不需要非得用生硬的"政治口号"进行无主体式的复述，而是让读者有充分的思想空间去解构文本，诠释故事的意义，这便是后现代主义所给予我们的思想出口。

（二）故事是建构的结果

建构主义先驱维柯（Giambattista Vico）认为，"真理即创造"，传达了这样的一种思想："人类并不是发现了这个世界，而是通过引入某个'结构'而在某种意义上创造了它"。（刘保，2011）也就是说我们从某种程度上是发明了这个世界而不是发现了这个世界。

建构主义认为，世界是人类知识互动的结果，而人的知识获得并不是被动的，而是主动建构的结果，而且我们应该对习以为常的知识采取质疑的态度，我们要考虑的问题的方式不再是二元对立，非对即错，非真即假，而是回到关注人们是如何获得这一知识的过程中去，解构影响故事形成的权利与政治因素。

皮亚杰认为认识是建构的结果，"这种认识论首先是把认识看作一种连续不断的建构"。（皮亚杰，1981）同时认识还是由内化建构和外化建构双向建构成的。"关于认识建构的机制和方式，皮亚杰用图式、同化、顺应、平衡等关键词，建构起由内化建构和外化建构双向建构构成的'建构的具体机制'。"（刘保，2011）

而在人们自我的形成方面，则是由"内生的自我"和"植入的自我"

[①] 百度百科：后现代主义，http://baike.baidu.com/view/847.htm。

构成。"'自我'是文化和话语建构的"。（刘保，2011）当我们回想起自己从小是如何被形塑的时候就不难发现，社会规范把一个个懵懂的个体按照出身、家庭经济、年龄、性别等塑造成不同系列的产品。

社会建构主义者在两个理论方面有重大的突破，即科学知识社会学（SSK）和技术的社会形塑论（SST）。科学知识社会学的代表人物曼海姆提出"知识的社会存在决定"的命题，意在阐述"知识的社会根源"的观点。科学知识社会学采纳了维特根斯坦的"语言游戏""语言共同体"和"生活形式"概念，认为语言游戏是生活形式的重要组成部分，我们的生活就是在语言共同体的环境下沟通。（刘保，2011）

"社会建构论关于'人'的基本观点是，人是'对话中的人'，即在有意义的语言和超语言的互动和对话中的人。对话本身就是社会性的，他就是一种社会建构过程：每一个个体总是在与他人的对话和互动中建构知识、建构自身、建构世界。"（刘保，2011）

贺玉英、阮新邦等在《诠释取向的社会工作实践》提到，"非实证论者如符号互动论者（Symbolic interactionist）却指出，在一定程度上，社会现象是由个人的自我演绎和相互演绎建构而成的。"（贺玉英，2004）

但是在演绎和对话当中又充满了依附与主体剥夺。无论是相互的还是个体的自我演绎和对话，一个缺乏主体性、连话语权都被剥夺了的人又如何能够建立自己的故事。我们就这样被动地被形塑、被建构了。

"解构"与"建构"是相对应的、并存的，故事要改写，唯有对旧故事进行解构。解构的前提是主体意识的觉醒。首先得看到故事当中自己主体性的缺失，分析故事中自己是如何被"去权"的，如果要重新改写故事，自己又该如何与权力群体以及他们所构建的话语体系进行抗争。

（三）诠释，话语警惕与文本意义再生产

诠释，也就是对文本进行解释。

正如前文在解释叙事概念的时候提到罗兰·巴特关于文本的观点——"作者已死"，那么对文本的诠释权力也就留给了读者。另外，巴特还认为存在读者文本和作者文本两种文本。所以在解读故事文本的时候，作者创造文本的意图和作为身处不同脉络的读者的创作性解读也就成就了故事文

本的意义再生产过程。

另外，无论是在故事创作还是故事诠释的过程中，我们需要注意所处的话语体系。"伽达默尔指出，语言并非只是一种沟通工具，而是一些承载着价值与规范，进而构成我们的世界及'存有方式'（mode of being）的媒介。""这里所指的世界不是客观的物理世界或环境，而是一个由语言建构而成、具有语言本质的生活世界。"（贺玉英，2004）

当我们在使用一套语言来诠释故事文本的时候，应该警惕语言背后的价值假设和权力政治。

在被语言建构的语言文化世界里，强势群体通过话语权的控制建构和强化了人们对所谓正常生活的理解，"主流的价值观强化了我们'正常生活轨道'的理解。"（贺玉英，2004）

"诠释学要探讨的一个重要课题，是有关语言、社会现实和理性观之间的内在关系。根据诠释论者查尔斯·泰勒（Charles Taylor）的理论分析现实，当我们用'不正常'来形容一个精神病患者的行为时，我们必然对应着一组有关'何谓正常'的概念或观点。没有这些概念，有问题的外显行为依然存在，但单凭行为本身并不足以构成所谓'不正常'或'有问题'的现象。要说明的是，语言（包括语言所承载的理性观）并非个人用来描绘那些'不正常行为'的中性工具。反之，在我们运用一套语言的同时，我们已经接受并且履行这套语言所承载的理性观和世界观。"（贺玉英，2004）

意大利著名哲学家安贝托·艾柯（Umberto Eco）在他的《诠释与过度诠释》① 一书中提出关于过度诠释的忧虑，认为应该给诠释一个合适的度，避免诠释者的利益被过分强调。但是就本文而言，笔者相信只要生命叙事的当事人坦诚面对自己，那么我们就应当相信它是真实的。而且我们应当珍惜这一份难得的真实，它是故事改变的原动力。这是一个思想自由的时代，只要我们的故事不会伤害到他人，不给案主造成困扰，这或许已经是最好的选择。

———————————

① ［意］安贝托·艾柯. 诠释与过度诠释［M］. 王宇根，译. 上海：生活. 读书. 新知三联书店，2005.

二 病痛是社会建构的结果

（一）癌病的隐喻

俄罗斯作家、诺贝尔文学奖得主亚历山大·索尔仁尼琴（Alexander Solzhenitsyn）在 20 世纪 60 年代完成了他的著名长篇小说《癌症病房》。该书一经出版，就让人们自然而然地联想到了当时斯大林主义下的劳改问题，针砭时弊的味道不言而喻。

苏珊·桑塔格[①]对结核病、癌症与艾滋病的考察还结合了对淋病、梅毒、霍乱、麻风等传染病的研究，这些疾病都是由于其传染性而被附着上各种危险、不名誉或不合社会规范的隐喻色彩。（覃慧宁，2006）

为了该书能够出版，"索尔仁尼琴本人在 1967 年面对苏联作家协会的质问时，却否认《癌症病房》具有象征意义，他坚持说该小说写的就是一个'医疗事件'，其'主题明白无误的、确确实实的就是癌症。'让人不解的是，苏珊·桑塔格也同意索氏的意见，她认为《癌症病房》基本上没有把癌症作为一种隐喻，不管是用来比喻斯大林主义或其他任何事情。"（郭莉萍，2008）

既然"作者已死"，那么作者写作的时候是否真的有隐喻？这已经不再重要，重要的是《癌症病房》作为文本，让读者感受到了"癌症"除了是一种病，更背负了文化符号、道德符号。而人们也习惯性地用这种疾病的隐喻来丰富我们的语言世界。

疾病历来就带着强烈的政治批评的隐喻，苏珊·桑塔格在《疾病的隐喻、艾滋病及其隐喻》中这样说："用疾病的隐喻来审判社会，说明这社会不仅是失衡，而是压迫人的社会"。（郭莉萍，2008）例如，我们用"癌症"或"毒瘤"来比喻社会不可救药的现象，癌症邪恶的形象就融进了我们的语言认知世界。

癌症被各国文化都自然而然地赋予了道德隐喻与文化诅咒，美国的医

---

① 美国评论家

学人类学家凯博文说"癌症患者需要寻求'为什么是我？'的道德意义，而这是科学解释所无法提供的。"（Kleinman，1997）

如西方社会把癌症描述为一种能够吞噬整个肌体的病理过程；是一种因压抑产生的疾病。正如桑塔格所说，癌症差不多是可以用来谴责某个社会的最坏的疾病。在《癌症病房》中，拉索诺夫这个人物基本上就是斯大林主义所带来的社会邪恶的集中体现。小说刻画的拉索诺夫是一个只好空喊口号，充满阴谋，不敢正面提出意见，只会背后使坏，对下属、病友甚至医生都颐指气使，对他人不怀有人类感情的人，他的人格是典型的"癌症人格"——压抑、不能去爱别人、不能去战斗。第一章是关于拉索诺夫的故事，题目就是"根本没有癌症"，他要求医生给他的诊断是"淋巴瘤"，否认自己患有癌症。我们可以解读为他否认斯大林时代以他为执行者进行的一切迫害都不存在。（郭莉萍，2008）

癌症在道德、政治和文化上的隐喻，既反映了人们对丑恶的痛恨，同时也强化了人们对癌病的厌恶，中国人"爱屋及乌"；反之，厌恶癌病和疏离与癌症病人的关系也就成了人们理所当然的事情。

（二）病痛的诠释

凯博文在其著作《谈病说痛：人类的受苦经验与痊愈之道》中对病痛的意义及其社会根源做了丰富的叙说。

首先，凯博文认为疾病和病痛是两种不同的概念。病痛是病患的一种生理体验，"病痛的怨诉是患者与家属带给医生的"，而疾病则是医生通过生物医学的方式进行诊断得出的，它是"从医生观点见到的问题"。（Kleinman，1997）

在对病痛意义的诠释中，凯博文认为病痛的意义是被建构的结果。

每个患者都带给医生一个故事。这个故事使疾病陷入意义之网，只有在特定的生活情况中才显得有意义。但为了了解这一特定的生活以及它所创造的病痛经验，我们必须把生活、病痛与文化情况联系起来。（Kleinman，1997）

凯博文还开始专门对"症状即意义""文化含义意义""生活世界即意义""解释与情绪即意义"进行论述。某些特殊的症状和病痛种类带有

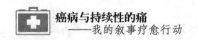
个别的强烈文化含义，也就是说，常常是一种带着烙印的含义。
（Kleinman，1997）

文化对疾病进行污名化，把疾病变成了一种让人羞耻的印记，也就是
"stigma"，也被译为"烙印"，一个公然使人受辱的印记。这也就是为什么
《癌症病房》一书中的主人公要求医生把癌症说成"淋巴瘤"的原因，也
是很多癌症病人都不希望被人知道自己身患癌病的根源。

在某些社会中，文化对患者所加的病痛标签如此有力，它影响患者的
全部关系。（Kleinman，1997）

在加上烙印的病症中，烙印可能会以社会对此状况的反应开始，也就
是说，一个被贴上如此标签的人，虽然不会遭近亲却会遭到他周围的人避
开、嘲弄、不认可和贬抑。（Kleinman，1997）

关于如何面对烙印，凯博文提出，"长期病人（以及畸形和残障者）
的家属和治疗他们的专业卫生人员，必须对烙印和羞耻保持高度的敏感。
这种敏感对发生危机的病人的长期医疗是一种承诺，换句话说，就是愿意
协助承受苦难之生活经验重担"。（Kleinman，1997）

此外，凯博文也对医患关系的危险行为提出忠告，"在病历上记录病
案似乎是一种无害的行为，事实上却是一种深远、例行的转化行为，由此
病痛被改造成疾病，人变成患者，专业性的价值由医生转至这个'病案'。
经由这个写出患者所述的行为，医生把病人由'主体'（subject）变成
'客体'（object），先是专业性的调查，最后是操纵"。（Kleinman，1997）

由病痛到死亡几乎是每个癌症病人都必须经历的阶段，但是医生却只
会告诉你会好起来。当死亡仓促来临时，病患带着遗憾离去，不得善终。
所以凯博文提出，"假如病痛有可以教导我们重视自己生命的意义一面，
那就是如何面对和反应每个人必有一死的事实"。（Kleinman，1997）他还
殷切希望，"科技干预可能改善，甚至治愈疾病，但不是病痛。要治疗病
痛，治疗者必须有勇气面对处于纷扰、混乱、生活经验永远特殊的患者"。
（Kleinman，1997）

第三节　故事、知识与权力

叙事治疗以社会建构主义为哲学基础，它是后结构主义的产物，代表着心理治疗的第四波浪潮①的到来。

麦克·怀特（Michael White）及新西兰心理学家大卫·爱普斯顿（David Epston）在 1990 年合著出版的《故事、知识、权力——叙事治疗的力量》被誉为叙事治疗的代表作。而《故事、知识、权力——叙事治疗的力量》一书正是麦克·怀特等人在解读福柯后结构主义思想的基础上诞生的。

叙事治疗创始人之一麦克·怀特这样定义叙事治疗，"叙事治疗就是指咨询者通过倾听他人的故事，运用适当的方法，使问题外化，帮助当事人找出遗漏的片断，从而引导来访者重构积极故事，以唤起当事人发生改变的内在力量的过程。"（White，1990）

叙事治疗的独特之处在于，它把有问题的故事看作问题的根源，协助案主对有问题的故事进行改写是叙事治疗师的责任。国内学者魏源在论述叙事疗法区别于其他治疗方法时指出："同一个来访者的问题，精神分析学派认为是精神创伤所致，行为学派认为是有效学习训练不足或奖惩不当造成的，认知学派则认为是不合理的认知导致的，人本主义则认为缺乏应有的尊重接纳所致，因此，各种心理治疗流派用语言建构出来的心理治疗假说，只能是冰山一角的反映，充其量如同是'瞎子摸象'得出的片面认识。在后现代主义心理治疗师的观念中，任何求治者都是一个特殊的个体，每个人都有独特的成长环境和人生经验，而将其诊断归类为某种精神疾病并采用所谓正确治疗方案的传统经验模式是不适当的，心理治疗都应是个别化而非普遍性或系统化的。"（魏源，2006）

---

① 第一波浪潮出现在 19 世纪末，以弗洛伊德为首的精神分析学派所建立的理论体系为代表，强调症状、梦、性和意识等；第二波浪潮出现在 20 世纪初，主要以华生为代表的行为主义学派，主张通过认知和行为训练来实现治疗；第三波浪潮出现在 20 世纪五六十年代，主要以以马斯洛为代表的人本主义学派；第四波浪潮主要为后现代主义疗法，以叙事治疗、寻解治疗为代表。

一 故事文本

叙事的基础是故事文本。文本是作者，或者说不同时刻的作者，还有读者，以及不同的读者对话的基础。

文本的概念在诠释学中应用非常广泛，一般来说，文本可以分为语言性文本和非语言性文本。而艾普斯顿和麦克·怀特为了替这种叙事治疗法的探索建立观念架构提出了"叙事文本"（narrative text）这个观念。他们把治疗（therapy）比喻为"说故事"（storying），或"重说故事"（re-storying），即关于遭遇问题的人的生活经验的过程。换句话说，由白纸黑字写下经过筛选的事件与意义，那些治疗用的信件和证书很具体地促成了人重新去创造新的、令人得以脱困的叙事。这种比喻具有相当直觉的吸引力，使相关者的生活大大地活脱、有变化。（White，1990）

麦克·怀特也尝试将叙事文本分成两个方面，"就这样，文本模拟使我们进入了交织的世界，第一个意思是，一个是人的生活处在文本中的文本当中；另一个是通过实行，每说一次故事或重说一次故事，这个故事都是新的故事，容纳且扩大了前一个故事"。（White，1990）也就是说存在多个文本，一方面是纯粹来源于当时生活维度的文本，另一方面是在不同时空下重新阐述文本时所诞生的不同的文本。

作家罗兰·巴特将故事文本分为读者文本和作者文本。作者文本是指作者站在自己的知识结构、文化脉络和社会关系构成等位置上以书面形式编撰呈现的文本。而读者文本则是读者同样站在自己的知识结构、文化脉络和社会关系等位置上所看到的文本。

后现代主义者强调多元，也就是说既承认作者文本，也承认读者文本，还承认不同时空下的文本。这里需要提出的一个关键的问题是，貌似是作者和读者主导了文本，但是在我们的生活当中为什么还有那么多不开心的故事文本？

原来，我们不是文本的唯一作者！

麦克·怀特告诉我们，故事当中存在真实作者和隐含的作者。我们看似是唯一的作者，但其实我们背后所处的社会、文化、语言脉络和不良的社会互动早已侵蚀了我们的思想，最终形成乏力的、无助的故事文本。

原来，文本也是富含政治与权力的！麦克·怀特在书中还告诫我们话语权的重要性。如何让当事人认识到旧的故事文本中的权利剥夺的问题，如何去除这些干扰，如何重夺故事的话语权并最终重建属于自己的故事文本，这是叙事治疗的关键。

在很多癌症的故事里面，我们读到的都是伤痛。这样的故事曾经同样长时间地折磨着我。在这些旧的伤痛故事文本里，阅读时我似乎找不到故事文本带来的快乐与动力，这是一个死寂的故事。

那么怎样的故事才是好故事呢？

好故事和形式严谨的论据不一样，两者都可以用来说服别人。但是说服凭借的东西根本不同：论据以其真理来说服人，故事则以其生动来说服人。前者最终诉诸求证的程式，由此建立形式的、经验的真理。故事建立的却不是真理，而是逼真。（White，1990）

好故事关注的不是为了建立抽象或总体理论去遵守程序或成规，而是特殊的经验。它想建立的，不是什么普遍的真理状况，而是时间当中事件的联结。叙事治疗模式不导向"确定"，而是导向不同的观点。这个叙事的世界普遍存在的不是直叙语态，而是假设语态（subjunctive mood）。（White，1990）关于文本、叙事与权力，在本节的第三点已有所分析，在这里就不再展开。

♡ 二 作者与读者

在一般的叙事当中，作者和读者因为属于两个不同的生物个体，因而容易区分开来。而在叙事自我疗愈当中，作者和读者融合于同一生物个体，单纯使用"我"的概念，不容易将作者和读者区分开来。

那么就需要一套概念来区分被审视的我，和抽离了出来审视的那个被审视的我的我。这听起来似乎有点拗口，不过，本书中借助米德主体我（I）和客体我（Me）两个概念来实现叙事自我疗愈中的自我对话和分析，使两者清晰起来。

"米德承接了詹姆士把自我区分为主体我（I）和客体我（Me）的观

点，认为自我中经常发生着 I 与 Me 间的交流，"思考过程本身不外是一种进行中的内在会话……在此交流中人与其他人对话同时也与他的自我对话。"① （施如铁，2004）

"叙事心理学的倡导者 Sarbin（1986）把詹姆士和米德的 I 和 Me 的区分转换成叙事框架，认为 I 参与到其人叙说其事的过程中。I 不仅联系到 Me，而且还联系到其他的 I，即与之发生叙事联系的人。叙事理论就从强调这种个人内部世界中各种不同的'我'的互动，来进一步揭示自我得以产生、存在的社会互动过程的建构机制。"（施如铁，2004）

在叙事自我疗愈中，不同时刻的我需要不断从客体我（Me）中抽离，变成主体我（I），通过主体我（I）来观察和理解客体我（Me），实现对自我理解和自我再塑。

"McAdams 认为，艾里克森所谓'自我认同'很大程度上是个人叙事，它使一个人处于一个具体的心理社会环境中。也就是说，叙事使人处于自我所倚仗的一种社会互动过程中，只不过它是一种内部展开的社会互动。"（施如铁，2004）

♡ 三 叙事与权力

怀特认为，故事是充斥着知识与权利争斗的。很多时候有问题的故事形成是由于有问题的知识造成的，"就是因为有问题的知识占了优势，病态故事流行不断，所以探索'知识就是力量'才显得重要。"（White，1990）

例如，今天人们所摒弃的传统用以禁锢妇女"三从四德②"的封建保守思想。在封建社会看来，这无疑是维持男性社会权威的最好的秩序。而在追求女性解放的今天，尤其当女性意识觉醒之后，人们看到了这"知识"背后的问题，一种源自性别权力操控的问题知识。

---

① 施如铁．从实体自我到对话自我的后现代转向［J］．南京师大学报（社会科学版），2004（3）．

② 百度百科：三从四德是汉族古代习俗之一，"三从"与"四德"的合称。"三从"指幼从父、嫁从夫、夫死从子；"四德"指妇德、妇言、妇容、妇工。

再者，从社会工作行业当前的流行术语来看，我们习惯性地把我们的服务对象称之为"弱势群体"。何谓弱势群体？首先弱势是相对于强势的概念，而弱势群体之所以被称之为弱势群体，往往会被归因为这个群体的个体缺乏知识、能力、资金、技术、人脉等。这些论述无疑是问题归因个人化的论述。当我们使用"弱势群体"这一概念的时候，文化已经在我们思想的背后起作用，将我们引领到"头痛医头，脚痛医脚""修修补补"的社会工作路上。提出对这一概念的反思，为了让我们对语言和文化背后的权力关系有更深刻的认识。试想，在叙事自我疗愈当中，如果我们没有这一点觉醒或者说这一点警惕，而再次回到强势群体的话语体系，那么故事就会进入一个死胡同，而故事里面的人依旧是无助、附庸和缺乏主体性的。

"但是叙事模式却把人当作他自己世界的主角或参与者。这个世界是诠释行为的世界，故事每说一次都是新故事的世界，人和他人共同'重写'故事，因而塑造自己生活与关系的世界。"（White，1990）

叙事治疗者坚信，语言不是中性的工具，它是文化的产物，背后带有强烈的权利与政治的色彩；他们还坚信，人不是问题，问题才是问题，把人等同于问题是压迫的结果，只要把人和问题分开，人就有进步的希望；而在反思问题的根源的时候，叙事治疗者则认为这些都是主流文化压迫的结果。

因此叙事治疗鼓励治疗者帮助案主通过话语权力意识的觉醒，重掌话语权，重新塑造案主作为故事主体的形象。通过掌握话语权这一过程，编写一段属于案主的新故事，并从新故事中获取成长的能量。

（四）主线故事、支线故事和遗漏片段

或许在这里，我先做一个比喻大家可能更容易理解。我们把故事看作一部电影。电影是围绕所要表达的主旨，然后裁剪加工的结果。于是在裁剪过程中，就有了主线故事，还有一些留在电影上的非主线故事（支线故事）和已经被裁剪掉的片段（遗漏的片段）。

"布鲁纳（1986a）认为，叙述的本身不可能涵盖我们丰富生活经验的

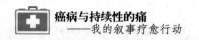
全部"（White，1990）。也就是说，所有的故事都不可能是完整的，都是人们根据现实因素的影响选择性解读的结果，这样一来就形成了主线故事和支线故事。

"生活经验比论述的内容丰富。叙事的结构能够组织经验，并赋予经验意义，但是总有一些感受和生活经验是主流故事涵盖不了的。"（White，1990）

叙事的建立需要诉诸筛选的程序，我们在这个筛选程序当中，从我们的经验里面，滤除那些不符合主流故事的部分。随着时间的消失，也出于必然，我们的活过的经验大部分都没有说成故事，没有"说出来"或表达出来，反而是无形地留在原地，没有组织，没有形状。（White，1990）

叙事治疗作为后现代治疗学派之一，它摒弃主流的用统一的标准来评判案主问题的做法，而是通过主张多元化的方式给予案主反思和改写主流故事的空间。主流故事塑造了人的生活和关系，问题的外化却可以使人和主流故事分开。"如此一来，人可以辨认出那些以前忽略掉其实是非常重要的生活经验——这种经验无法从阅读主流故事预知。"（White，1990）

除了主线故事和支线故事外，很多时候人们因为各种原因还会遗忘很多情节，这些情节就被我们抛诸脑后，所以治疗师必须帮助来访者重拾这些遗漏的故事情节。"来访的求助者在选择和述说其生命故事的时候，会维持故事主要的信息，但往往会遗漏一些片段。家庭叙事治疗师就是要帮助他们找到这些遗漏的宝贵资源，让这些资源丰厚起来，在来访者谈到自己的'问题故事'时，引导他说出自己不曾察觉的积极部分，进而帮助他自行找出问题的解决之道，而不是直接给予建议。"（肖来付，2009）

当遗漏的片段被重新捡起，人生故事必然会变得不一样。

（五）挑战真理与问题外化

在认识到故事和语言背后的权利政治问题之后，怀特对故事改写的前提，也就是人们信奉的所谓"真理""正常化"等问题提出质疑。

这些"真理"是"正常化"的——意思是它们建构出一些标准，然后煽动人依照这些标准塑造或构成自己的生活。所以，这些"真理"实际上是在指定人的生活（White，1990）。

人们很容易将普遍的、大多数人的、习惯性的和偶像的标准变成所谓的真理，而且有可能看成是唯一的真理，基于对他者异质性的抗拒，进而对他者排斥和污名化。福柯在《疯癫与文明》一书中，给我们精彩地呈现了这一过程。举一个汉字的例子，"射"和"矮"两字，"射"即为"身"和"寸"，象形文字造字意思是一个人的身高不高。而"矮"即为"矢"和"委"，象形文字造字，就像一个人在拉弓搭箭。两个字在造字时的意图和今天人们在习惯了错误之后所表达的意思刚好相反。

如何挑战貌似坚不可摧的"真理"？

怀特认为，问题外化就是对所谓真理的一种挑战。"人通过这一个外化的过程对自己的生活得到反思的观点，因而发现新的可能性，开始向那些界定他们、规定他们的'真理'挑战。这可以帮助人拒绝自身和自己的身体因为知识而客体化或'物化'。"（White，1990）

而把人和问题分开，对影响问题形成的社会因素进行解构为挑战真理提供了可能。

"在外化问题这种做法的背景下，人本身和人与人之间的关系都不是问题，问题才是问题，人和问题的关系也是问题。"（White，1990）

人学习和问题分开时，也许会质疑一些源自文化的，把人和人的身体"物体化"（objectifying）或"物化"（thingify-ing）的实行"在这些实行的脉络里，人被当作物体来建构，也希望把自己、自己的身体、他人当成物体"，这是把人定型，把人规格化。在西方社会，这种把人物体化的实行是普遍性的。（White，1990）

那么在中国文化里，我们习惯性地把问题等同于人，如一个肢体残疾的人往往会被贴上更广含义的"废人"的标签，这时肢体的问题与个人价值等同了，人陷入因为对肢体的不满进而衍生为对自己失去信心的困境中。

♡ （六）自由书写与超脱

叙事就是要把想表达的事情，经过内心整理后"说"或者"写"出来。

"有时候，有些人需要协助，但是却不想和任何人谈，甚至不想见任何人时，我们就会用书写方法处理。"（White，1990）

根据夏夫的看法，书写不但使人挣脱"局部意识有限的时间与信息力"，使我们有时间让自己的注意力搜寻大量的信息，对语言信息做精密的组织，还提供一种机制，增加观念单位的信息内容，按照各种"依赖关系"组织这些观念单位。（White，1990）

怀特还力主通过书写来实现治疗。"所以，依照他的想法，我们可以力主在治疗法中引进书写传统，因为书写传统有潜力地扩展一段时间内我们可以处理的短时间记忆的信息，并且'对语言信息做精密的组织'，将'观念单位'重组成各种'依赖关系'。换句话说，我们可以主张书写提供的机制可以让人积极地决定怎样安排信息与经验，产生各种事件与经验记录。"（White，1990）

"无论是在文学、美学或者是书法领域，书写和察言观色的口语表达一样，富含动机，这一动机是感性与理性、意识与无意识交织的结果。"①（范迪安，2015）在叙事治疗中，会有很多不自然的动机，如被权力、文化、道德和身份所绑架，客体化的表述使当事人无法坦诚面对自己。而在叙事自我疗愈中，因为当事人只需要面对自己，我们无须将自己装扮得那么强大，或者是那么伟大，找一本日记本，自由畅快，随心所欲。

自由书写将打开各种禁忌桎梏的思想。"我们相信，在人文科学领域，尤其是在社会组织方面，逻辑科学思维模式的应用和科学理论的产生永远都应该受到严肃的质疑与挑战。就这一点而言，针对造成科学主义的思维模式和我们认为适合于诠释人类体制的思维模式做个区分，将会很有帮助。"（White，1990）

自由书写在叙事治疗中蕴含着主体和个性，同时又直指心灵。因为受限于当事人的文化理解能力和所擅长的表达形式等因素的限制，书写必须尊重当事人的主体性。一个文字书写能力较弱的人，他可以借助图案、线条、语音、色彩等辅助完成他的书写。当然从当事人的角度出发，让他用自己最"称手"的工具来进行一场淋漓尽致的个人演绎。

---

① 范迪安. 书写的动机与生发 [J]. 美术研究，2015 (2).

很多时候，通过书写来叙事比起用语言来描述，更容易让人坦诚，至少对自己坦诚要比向别人坦诚来得更容易些。因此，自由书写也更容易直接触及个人的心灵。自由书写主体的掌握，让叙事更能够触及心灵，触及心灵的个性演绎，又让个性充满了光彩。

七 重建新故事与意义再生产

面对困顿的旧故事，叙事治疗师的主要任务就是鼓励案主欣赏自己的奋斗史，以此重建新故事。"另外有些人试图依照自己喜欢的故事调整生活，建立新知识，但是因为别人对他们和他们的关系仍然怀有旧的、坏的故事或知识，所以觉得很难调整。这种情形下，治疗师应该鼓励人重述并且欣赏自己的奋斗史，探索是否可能建立一些情境，让自己实行喜欢的故事和知识，并且让这种故事和知识流传。"（White，1990）

怀特认为，不同的案主在不同的时空对于经验的阐释都会引出"独特的结果"，而正是这些独特的结果带动了故事意义再生产的可能。

"我根据高夫曼（Gofihan，1961）的说法，把这种经验称为'独特的结果'（unique outcome）。"（White，1987，1988）"只要找出独特的结果，就可以鼓励人按照其中的新意义生活。这一点是否成功，完全有赖于这些独特的结果是否能构成一个人生活的不同故事。我称这种不同的故事为'独特的叙述'（unique account），并且设计了一套询问的方式，鼓励人寻找、产生、唤醒能够使独特结果'产生意义'的新故事。另外，还有一些问话能鼓励人探索这些新发展反映的人和关系的属性与性质。在这样的问答当中，人会对自己和自己的种种关系产生独特的新描述（uniqe redescription）。"（White，1990）

八 对叙事自我疗愈的警示

故事并非就是永远向前的，怀特关于故事发展局限的论述对叙事自我疗愈做了最好的警示。

由于人在自己的空间不能和其他人直接接触，所以也无法互相比较彼此的经验，产生不同的知识，建立同盟，反抗这种压制。这个严格划分阶层的观察体制下，这个"个体化的金字塔"当中，不可能发生"多元化"常有的挣扎与反抗。反权力就这样被有效地中和掉了。(White，1990)

故事发展陷入困境时，更需要某些外在的力量来刺激开启故事演绎的空间。正如前面在解释自我疗愈概念时所述自我疗愈并不排斥外力的推动，反而是很多时候亟须外力的触动来让个人获得灵感和在正常化的生活规范下有所反思以实现意识的觉醒，进而故事改写和意义再生产才有了可能。

需要说明的是作者在本书中探索自我疗愈时，并非是要把自己关起来，也绝对不是倡导与治疗师的治疗以及外界互动割裂，而是把自我疗愈和治疗看作案主实现复康过程中两个重要的部分。自疗是实现"助人自助"终极目标最根本的方法。而治疗是协助个体实现自疗的重要保障，因为具有丰富叙事经验的治疗师会很清楚案主问题外化的技巧，同时也是故事最好的听众，这些都是有力的支持并能加快自疗当中的意识觉醒过程，故事开启空间和被改写也就有了更大的可能。

参考文献

[1] 钟耀林. 重写生命故事之美：叙事自我疗愈的行动程式分析[J]. 社会工作与管理，2015，15 (4)：42 - 49.

[2] Michael White, David Epston. 故事、知识、权力——叙事治疗的力量 [M]. 廖世德，译，台北：心灵工坊，1990.

[3] Leon Piterman, Fiona Judd 和 Grant Blashki. 全科医学中的心理健康病案研究（二）——心理问题躯体化表现 [J]. 杨辉，译. 中国全科医学，2012，15 (4).

[4] 列小慧. 死去活来——生命的再思 [M]. 香港：策马文化出版社，2011：16 - 17.

[5] 周志建. 叙事治疗的理解与实践——以一个咨询个案为例之叙说研究 [J]. 国立台湾师范大学教育心理与辅导研究所（硕士论文集），2002.

［6］向鸿全．试论儒家式的自我疗愈力［J］．第四届生命实践学术研讨会（论文集），2005．

［7］Andrew weil．自癒力——痊愈之钥在自己［M］．台北：远流出版公司，2003．

［8］何雪松．社会工作的四个传统哲理基础［J］．南京师大学报（社会科学版），2007（2）：33－38．

［9］［意］安贝托·艾柯．诠释与过度诠释［M］．王宇根，译．上海：生活．读书．新知三联书店，2005．

［10］刘保，肖峰．社会建构主义——一种新的哲学范式［M］．北京：中国社会科学出版社，2011．

［11］［瑞士］皮亚杰．发生认识论原理［M］．王宪钿，等．译．北京：商务印书馆，1981：19．

［12］陈惠英．诠释学视野下癌症的"意义"．贺玉英、阮新邦．诠释取向的社会工作实践［M］．香港：八方文化创作室，2004：192．

［13］方紫君．从诠释学角度看精神病患者的自我建构．贺玉英、阮新邦主编．诠释取向的社会工作实践［M］．香港：八方文化创作室，2004：123－125．

［15］覃慧宁．如何揭示被"隐喻"遮蔽的真实——评苏珊·桑塔格《疾病的隐喻》［J］．西北民族研究，2006（2）．

［16］郭莉萍．《癌症病房》与疾病的隐喻［J］．医学与哲学：人文社会医学版，2008（12）：68－69．

［17］Kleinman Arthur．谈病说痛：人类的受苦经验与痊愈之道［M］．杨国枢，编．台北：桂冠图书股份有限公司，1997．

［18］魏源．后现代短程心理治疗新模式：叙事疗法的特点及其应用［J］．中国临床康复，2006，10（4）．

［19］肖来付．家庭叙事疗法及其启示［J］．医学与社会，2009，22（2）．

［20］范迪安．书写的动机与生发［J］．美术研究，2015（2）．

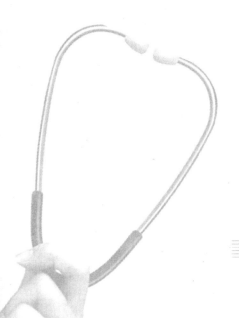

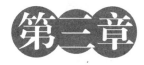

第三章

癌病之痛

真正的痛苦是人们默然承受的、不愿别人怜悯和安慰的痛苦。

——爱默生

第一节　讨厌这故事

从父亲病重到离开，再到生活陷入迷茫，那段日子真的很难……

日志一：无题①

时间：2011 - 04 - 25　00：32

夜深了，思绪有点乱，课是备不下去了。

很想找个地方偷偷地倾诉一次，偷偷地脆弱一回。

自从父亲病倒以来，我这半年一直都很紧张。从第一次收到检查报告开始，自己一直都是咬着牙笑着鼓励父亲，暗地里眼里早已充满了痛苦的泪水。记得最先得知消息的时候，正和父亲去分界医院②的路上，父亲以为只是一般的淋巴肿大，当在医院工作的朋友 GJ 和我说化验报告的时候，我几乎喘不过气，而父亲就在身边，我知道还不能够让他知道这些，转过脸，嘴唇都快咬破了，最终一个字没提。只是到了晚上，在给母亲打电话的时候，我崩溃地哭了，终于可以像个小孩一样哭起来。

由于在治疗过程中父亲的病情一直没有好转，他开始怀疑自己的病情。我或许应该感激自己学了社工，希望尽力以一个辅导者的身份鼓励父亲，但是这种滋味实在是太苦，从一开始晦涩的掩饰，到现在能够和父亲大度地笑谈生与死，我想这是不是也是一种对我人生的考验。

尽管痛苦地看着父亲一天天消瘦下去，但是我知道我不能哭泣，不能沉沦与痛苦，更不能在父亲面前显露出来，我希望自己能够像父亲说的那样像男子汉顶天立地，奈何一到夜晚，却心神恍惚……

---

　　①　日记写于发现父亲病情之后的第五个月，我的生活和工作开始颠倒，每天需要从城市赶回三十公里外的老家，在这个过程中，唯有这一篇简单的日记作为记载。

　　②　当地的乡镇医院。

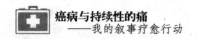
日志二①：咬牙前行

时间：2011 - 06 - 13   16：53

记不清楚父亲今天是第几次入院了，我似乎已经感觉不到悲伤了，或者说已经没有太多的时间让我悲伤。有的只是紧张、紧张和紧张。每天花费几百元的医药费，金钱紧张；每天工作、照顾父亲，时间紧张；我有时候开着车都会打瞌睡，精神紧张。我哭不出来，每次的探望，哪怕多一眼看到父亲的佝偻身影亦是心存安慰。

咬牙前行吧，这就是人生，痛苦蒸发你所有的汗与泪——人在煎熬！

日志三②：坚强是父亲留给我的最宝贵的遗产③

时间：2011 - 08 - 24   05：27

今天父亲离开我们已经28天了，每每想起，仍痛彻心扉，久久不能入睡。

记得去年11月，父亲特意从老家赶来学校和我一起过生日，还特意买了一个蛋糕与我一起庆祝。晚上我留父亲在宿舍过夜，开始听他说头痛难受，我以为只是一般的上火，不以为然，就到药店买了些清热和止痛的药给他吃下。第二天父亲回去了，过了段时间也没有说什么，我就以为没事了。谁知元旦的时候回去，在东莞帮弟弟看铺子的母亲也刚好前段时间回来看父亲，她说父亲左颈起了个硬块有好几天了，吃药一直不见好，怕我

---

① 写于父亲病情最严重被送入医院的时候，和日志一样，在父亲患病和治病过程中，作者只写了两篇简短的日记，一方面，生活的彷徨让自己无心无暇释放；另一方面，更多是因为作者自己固化的认识，一直认为自己是一个非常理性的人，而且整个的半年多时间里，也将自己的理性表现到了极致，将自己的感性控制到了最低点。所以在日志里，都只有欲言又止的伤痛。

② 写于父亲去世后的第二个月，正值学校暑假，所有的工作事务都停了下来，越是安静，越是安静不下来，失眠成了我那时候最大的困扰。

③ 为什么当时日记的标题用"遗产"一词？现在回过头来看，当时因为给父亲治病，我身负巨额债务需要偿还，送父亲入土为安之后，回到学校宿舍，发现祸不单行，宿舍被小偷破门而入，洗劫一空，唯有自己安慰自己。

担心所以之前没有告诉我。我于是带着父亲到医院拍片检查，开始医生说是囊肿，父亲就硬是说没事，回去吃消炎药就好。

过了一个星期，病情还没见好，我于是找到朋友 GJ 帮忙抽脓液。脓液抽得不多，但是回去当晚颈部剧痛，于是又拜托 GJ 帮忙找医生做活片检查。结果第二天就出来了。记得那时候听说遂溪分界有位退休的军医不错，我和父亲正从湛江坐车过去，刚上车 GJ 的电话就来了，开始听到 GJ 支支吾吾的声音我就感觉情况不妙，因为之前查过一些医书，很担心父亲的病是恶性肿瘤。那个时候父亲就坐在我的身边，我只能偷偷地转过身听 GJ 的电话，结果真的如我之前所担心的。好久我都没有回过神来。

因为之前接触过癌症病人，所以我知道这个时候不能够告诉父亲他的病情。父亲问我谁的电话，我咬牙说是 GJ 的，父亲又问是不是检查报告出来了，我咬咬牙说是。然后编了个谎言，说是肿瘤。其实癌症就是恶性肿瘤，只是父亲不清楚肿瘤和癌症的区别。这件事情一直瞒着父亲到 2011 年的 3 月。

当天晚上回到宿舍给母亲打电话的时候我终于崩溃了……

随着病情的恶化，父亲也隐隐约约地感觉到大事不妙，所以每次和我谈话的时候总是反过来安慰我（其实回过头来我才发现，原来最坚强的人是我的父亲），说他会好的，他现在很有力气，让我不用每个星期都跑回来几次，他可以自己照顾自己等。我的泪水当场涌出来。

到了春节的时候，父亲吃东西开始非常困难，于是我和女友 XZ 给父亲买了台豆浆机，这台豆浆机陪伴着父亲一直熬过了大半年。父亲每天只能够靠豆浆机将食物搅碎，然后稀释才能够吃下少许。他开始瘦了下来，从 165 斤下降到 140 斤，再下降到 120 斤，到他走的时候体重只有 95 斤。

4 月，父亲因为营养跟不上，脚开始浮肿起来，走路也开始不方便了，摇摇欲坠。我开始尝试和父亲探讨一些关于生和死的话题。开始的时候父亲怕我担心多虑，所以避讳这个话题。慢慢地或许是父亲明白了我的意思，也会接着我的话往下说，人也显得坦然。于是我开始和父亲谈论他的病情，鼓励父亲要乐观些，把每一天过得充实。但我发现，父亲开始为我铺后路，准备我结婚的床被，偷偷地把我给他看病的钱和生活费储存下来。那个时候父亲的身体开始极度虚弱，连浆糊都吃不下了。我每星期回去总想多给他留些钱，希望他能够吃好点，但是父亲这个时候又何尝能够吃得下东西，哪怕是山珍海味。

5月，父亲的颈部肿瘤开始剧痛，有时候还会堵住呼吸道，非常痛苦。我到医院要了曲马多①，但是没有多大用处，后来办了证买了氢考酮、芬太尼。但渐渐地还是没有用。有一次我出差在廉江讲课，晚上在宾馆的时候父亲打电话给我，大概的意思是叫我要坚强，要安心工作。我很明白父亲的意思，父亲以为他可能就剩下那几天了。第二天早上我给父亲打电话，没通，我急着给民政局上课，到了中午往家赶，车上连续拨了十几个电话，还是没通。到家门口的时候，叫门又没有回应，那个时候我连拿钥匙开门的力气和勇气也没有了。进去后发现家里没人，我惶恐地找遍了每个角落，问邻居也说不知道。最后父亲裹得严严实实地从门外一摇一摆地回来……

那次我说服父亲同意让母亲从东莞回来照顾他。之前尽管父亲抢救了两次，但他一直劝阻我不要让母亲回来照顾他，甚至故意惹恼她去帮我弟弟看铺子，因为他一直觉得对不起弟弟，没能够让他读好书，没能够给弟弟一个好的前程，现在弟弟有机会开个小铺，一定要妈妈过去帮忙打理，不想因为自己的事情让一家子陷入绝境。有一次在谈话的时候父亲很愧疚地对我说，弟弟还小，顾不得两个，只能够委屈我了，我也不用每天都回来照顾他，一星期回一次，有时间多回一次就好了。记着父亲的话，我就这样一直一个人熬着照顾了父亲半年。

但是到了6月，父亲的身体更差了，浆糊都开始咽不下去了，我再也不顾父亲的反对把母亲叫回来照顾父亲。父亲开始偷偷地和我商量他的身后事，我从没有想过天地间会有如此痛苦之事。有时候我不在家，父亲开始撑着拐杖去给自己找山坟。他知道自己快不行了，我说请假回家陪他，但是他坚决反对，怕影响我的工作。执拗不过，还是父亲最后想了个折中的法子，说他不如在乡镇医院去世，在家里面怕连累我们。一方面父亲疼

---

① 曲马多、氢考酮、芬太尼等不同的镇痛药物。

痛不止，另一方面他开始吃不下东西，连喝水都很困难，我于是开摩托车载着父亲到了乡镇医院，托了情面安排父亲住院。那时我在学校正好在给两边的学生讲授老年社会工作，其中临终关怀的内容拖了三个星期才有勇气哽咽地给学生讲……

住了7天院，父亲一直吃不下东西，靠输液勉强维持。只是乡镇医院实在没有办法止痛，癌症病人的痛苦是正常人无法理解的。在医院的几天，父亲私下里多次告诉我他自己心愿已了，让我协助ZS。我咬破了嘴唇，没有哭出来，看着父亲痛苦的样子，我也开始上网查安乐死和咨询有没有让病人走得安详的办法。其实人总有一死，死亡并不可怕，可怕的是死亡前痛苦的等待。从医生那里得到的答案当然是否定的。父亲开始时不时找我和GJ说关于安乐死的事情，希望我们两个一个医生和一个社工能够向国家反映下癌症病人有关这些方面的痛苦。父亲甚至一直鼓励我把他当成个案来研究（当时我一直没有能够静下心来，辜负了父亲……）。

由于找不到更好的止痛药，所以只能够把父亲转院到农垦医院。开头几天父亲心情还不错，直到有一天他看到那张医药费用单，就开始闹着要出院。后来我只能够骗他说医院医药费减半，我自己手头还有些钱。其实这个时候我早已经身无分文，而且还欠了几万元，但这些绝对不能够告诉父亲，到父亲走的那一刻他都不知道这事。医院里每天的费用多的时候要2000多元，平均下来每天也要1000多元。尤其是父亲需要做气管切开那段时间，每天的费用甚至高达3000多元。医生开始私下多次催我交钱，这件事不能够告诉父亲，也不能够告诉母亲，弟弟还小，姐姐也困难，亲戚都借光了，我该怎么办？

我在医院大楼里坐了一个晚上也想不出答案。想着想着还是偷偷把借来的钱的银行密码告诉了XZ，闭上眼睛跳下去其实很简单，但是想起病床上的父亲和无助的母亲，如果狠下心跳下去，我又能够对得起谁。最后我把这件事情告诉弟弟的时候，我们兄弟俩抱着哭了。医院催得紧，无奈之下我只能够向社会求助。原来求助是需要那么多勇气啊。一个人不到绝境的时候是不会伸手向别人求援的。还好我得到了中大Z老师、华农Z老师、民政厅J处、社工联合会L局、D师姐、ZK、大同社工中心和扬帆社工L、L、D三位老师和两个中心的同事，还有初中GL、GH、WZ等一大

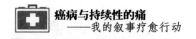
帮好友，另外还有学校社工专业的老师和同学们的帮助，否则我度不过这一关……

在农垦医院住院一个月后，父亲开始吐血、呼吸严重受阻，化疗以及其他治疗意义都已经不是很大，他甚至连站起来的力气都没有了。父亲说走的时候希望离家近点，因为他一直惦记着我九十岁的奶奶。我很想帮他完成这两件事情，但农垦医院离家太远，所以只好申请办理了出院手续，但奶奶因为担心父亲的病情，积忧成疾，也一病不能下床。父亲天天在本子上写着（气管切开手术后父亲已经不能够说话，只能手写）期望回家看奶奶，最后我迫不得已只好把奶奶的病情告诉了父亲，父亲最终做了一个艰难的选择，不回去看奶奶，直到走的那一刻父亲和奶奶也没有见过。

回乡镇医院住院的经济负担不是很重，但是父亲这个时候的病情已经无可挽回。刚好学校开始放假，于是我和母亲轮流24小时看护父亲，给他弄了张可以摇上摇下的凉椅，直到父亲走的时候也是睡在这张凉椅上。

父亲走的前两天，因为化疗和胃酸反应，一直呕吐不止，这个时候父亲已经40多天没有吃过一粒米、喝过一滴水了，只能靠输液维持着。×阿姨还有邻居劝我们要放手，不要太执着。母亲彷徨，弟弟不作声，让我拿主意。我抽了一夜的烟，然后问父亲，还有什么心愿未了，父亲只是笑了笑，其实这个时候父亲连提笔的力气都没有了，但是意识还是很清醒。他指了指之前在本子上写的一句话，我明白父亲的意思，问父亲是否让医生停止输液，因为之前告诉过父亲，这个时候停止输液会怎样。父亲握了握我的手，对我笑了笑，我的泪水忍不住涌出来。父亲又指了指睡着的母亲和弟弟，用力握了握我的手。我明白，父亲是要我好好照顾奶奶、母亲还有弟弟。我握着父亲的手，我们就一直坐到天亮，天一亮找到医生开始停止输液。人生的每一步从来就不容易，面对生与死的离别，哪怕是一句话，也显得那么的艰难。

当天父亲便开始发高烧昏迷，医生估计我父亲离世也就是一两天的事情。我坐在父亲身边观察着，压抑得呼吸快要停止，中途多次电话XZ，反复斗争着停止输液是否是个错误的决定。弟弟也开始不理解我的做法。我自己心里很痛苦，一方面父亲最大的心愿是没有痛苦地走，另一方面我觉得自己这样做是天下最不孝的行为，整晚坐立不安。我不敢再看父亲，因为看他昏迷睡着的样子如此安详，我怕会动摇这个决定。像针扎在心脏似的痛苦让我痛得呻吟不出半点声音。

到凌晨五点多钟，父亲在昏迷中开始有点痛和呼吸急促，我于是给父亲贴了止痛药，之后他安详了许多。我以为没有什么情况了，就在椅子上睡下了。到六点多的时候，弟弟起来洗脸，见父亲没什么动静，便叫醒了我。我跳起来叫父亲，他没有反应，摸了下父亲的脉搏，才发现父亲已经走了，永远地走了……

我把这一切写下来不为什么，只是希望能够记住这段往事，记住这段痛苦，在痛苦中我会永远记住父亲在我心头刻下的两个字——坚强，以告慰他在天之灵。

诗一：悼父文[①]

时间：2012 - 07 - 31　12：10

《悼父文》

遥遥群山，昨夜风凉。

几度梦回，疑是故乡。

儿行千里，重担在肩。

踽踽独行，黯然心酸。

家有孤老，奋然前行。

又见父亲，焕然一新。

似君非君，潸然泪醒。

耿耿不释，悼以为念。

——壬辰年七月于广州从化

---

① 父亲去世后第二年的第一个忌日将至，此时我身在遥远的他乡参加研究生班在农村的实习。奶奶身患重病依然瘫痪在床，得不到妥善的照顾。我朦朦胧胧地梦见父亲，马上觉得有了安慰，但是梦境漂离远去，我黯然心伤，久久不能释怀。

诗二：秋①

时间：2012 – 10 – 28　17：38

《秋》

人道天凉好个秋，

反问秋雨可知愁。

欲知秋去冬又往，

世事烦忧何时休。

——2012 年秋于东苑

诗三：赠儿诗②

时间：2012 – 10 – 29　23：50

《赠儿诗》

少时原为长大好，

长大方知多烦恼。

夜夜归来日日早，

柴米油盐少不了。

——2012 年秋于东苑

2011 年，父亲开始病发，这便成了一家人噩梦的开始，给我们带来了前所未有的挑战。在陪父亲做检测的日子是我一生中最煎熬的，接到从医院打来的电话说父亲被确诊为癌症，我近乎崩溃。带父亲到市医院求医，在背后看着父亲开始蹒跚的脚步，我内心仓皇而不知所措。我想哭，但是理性告诉我自己不能哭。就这样，我一直自我压抑。

不知道从什么时候起，我、父亲还有家人开始逃避与别人接触，逃避

---

① 秋雨纷飞，生活的压力就像秋天的雾霾挥之不去，令人压抑忧愁。忧愁什么呢？研究生学习的压力，讲授七门课的压力，还有照顾家庭和嗷嗷待哺的孩子以及债务的压力。

② 我看着熟睡的稚子，怀念父亲在时我无忧无虑的感觉。奈何生活的压力让我喘不过气来，日夜奔波，开始迷失于柴米油盐的生活，越发困顿。

身边亲友的关心。同时我们还把自己伪装得更强大，有外人的时候还要装作没有眼泪，强颜欢笑，用母亲的话说"否则是会被村里人笑话的"。

给父亲剪脚指甲时，我抬起他那水肿的双脚，忍不住低着头默默流泪，被父亲发现，他反倒安慰我："傻孩子，父亲不会死的"，我再也忍不住，跑开了，很久不敢回头看父亲。

有一次，我到外地出差几天，打电话给父亲没人接，回到家门口叫门没人应……那一次我彻底地认识到死亡将要来临的可怕，也是我生平最大的一次恐惧。

毒瘤在咽喉部紧紧地压迫着父亲的气管，它就像魔鬼一样折磨着父亲，食物难以下咽。住院的42天里父亲滴水不进，每天靠打吊瓶度过，身体也从165斤一直下降到只有95斤，直到后来，他连下地走路都不可能了。

不住三甲医院，就没有办法拿到像吗啡这样好的止痛药，然而对癌症末期的病人而言，在这个时候其实也就只需要像吗啡这样的止痛药物了。住院的代价是每天需要支付上千元的医疗费用。每隔一段时间，主治医生便会准时地拿着催缴费用的单子把我拉到一旁，并像是在努力地给我出主意如何降低费用，然而昨天晚上在他的办公室我还见到医药公司的代表往他手里塞鼓鼓的信封，两个人在小房间里面盘算着药物使用的名称、种类、数量还有金额。为了父亲，我告诉自己要忍，而且还必须要装得像个小学生一样顺从。

所有的积蓄都花光了，向亲友借的也都已经用完了，医生依旧像往常一样送过来欠款的条子，我依旧偷偷地把条子往兜里面塞。恳求之下，最后医生开始给了我忠实的建议，建议我们转到更便宜的医院，然而这个时候正是父亲刚做完气管切开手术不久……整个晚上，我孤独地坐在医院大楼，那一晚，终于让我认识到什么叫"一念成佛一念成魔"。所幸，在朋友的帮助下，我获得了一些社会的捐助，暂时度过了被"请"出医院的难关。

气管切开只是延长了父亲受苦的时间，很快情况就急转而下，他的肺部开始有声音，开始吐血，疼痛非常的严重。癌病末期所带来的疼痛让人死去活来，然而在医院里听过的唯一一个笑话就是，父亲去世前10天，医生还在和我唠叨说担心给父亲打多了吗啡镇痛剂父亲会上瘾。父亲每一次疼痛发作的时候，我们向医生近乎哀求才能拿到这止痛药，这是一种毫无尊严的哀求。这一刻，我们全都被牢牢地控制住了。

7月中旬，再次山穷水尽的我们终于被客客气气地"请"出了这所三甲医院，回到了乡镇医院。这个时候，父亲只能够躺着，24小时使用呼吸机，医生说父亲剩下的日子不多了。这时父亲就连最后用来沟通的笔都抓不住了，我们的沟通只有通过我们单方面跟他说话和父亲用眨眼睛、动手指的方式来回应和交流。当疼痛来袭，木床会被父亲摇得吱吱作响，而这段时间，医生们却"非常忙乱"地照顾别的病人去了。

面对死去活来的病痛折磨，父亲曾隐晦地和我说能够舒服一点走是他最大的心愿；在他没有住院前，有一次在家里，母亲在角落里发现了几包老鼠药；在乡镇医院的时候，阿姨也多次打电话劝我要放手。而我曾经把这些解读成脆弱和冷漠，所以一直假装看不到和听不懂。直到最后几天，我们和父亲终于做了最后的决定，"只用止痛药，停止输液"，医生说这是能做到的最好的方法了。在我和父亲说的那一刻，我感觉自己是全天下最不孝的儿子，然而这个时候父亲却如愿地笑了。停止输液不久，很快父亲就体温升高，昏昏沉沉。很想多看几眼父亲，我知道他剩下的时间不多了，但看到父亲安详入睡的样子我便不敢再看下去，我怕我忍不住会停止父亲的这一要求。就这样，父亲走了，睡在我身边永远地离开了我们……

故事并没有完，我一个人在火葬场送别父亲是我一生中最孤独的时刻，我一个人抱着骨灰往家里走的路很难很崎岖，直到把父亲的葬礼安置妥当，我终于可以偷偷哭上一场，难道这就是长子的命运吗？

接着我开始承担起整个家庭的重担，让自己无暇处理内心的伤痛。我只有把它封闭起来，尽力掩饰，不去触碰它，更不允许别人触碰它。奈何，这个没有治愈的伤疤在阴暗处越发溃烂。

我讨厌这个故事，因为它是孤独、无助、焦虑、抑郁、恐惧、彷徨、怨愤、黑暗、冷漠、贪婪和不公的。然而它却一直纠缠着我，让我情绪低落、人际疏离、心理压抑和焦虑。这一切都必须要改变！

第二节　为什么是我

在决定写这篇论文之初，身边很多知情的朋友都好奇地问我，为什么要以这样一个艰难的题目作为自己的毕业论文。因为在大家的逻辑里，人之所以痛苦，就是因为记忆力太好，忘记痛苦等同于快乐。就像癌症病人问"为什么是我？"一样，我也曾问过自己，为什么要把这些不开心的事情全翻出来，对自己进行赤裸裸的解剖。

在香港理工大学学习期间，精神健康学家叶锦成老师对我的一句点评"你是一个外在顺从，内在叛逆的人"，提醒了我。

我是家中长子，从小受传统文化教育的影响，更重要的是上了小学六年级后，我的学习成绩特别好，所以我开始被树立为兄弟姐妹和同龄人学习的榜样。在示范榜样这一身份的作用下，我一直被安排在条条框框中生活。然而，我的内心却是"叛逆"的。

记得还小的时候，也忘记了是什么原因，只记得我很调皮，有一天晚上被母亲抓了起来，绑在家门口。母亲以为我会认错，结果到大半夜等兄弟姐妹们都睡着了，我还是一副不屈不挠的样子，最后也忘记是谁帮我解开的了……

应该就是从那时候起，我多了个外号——"牛仔①"。至于为什么叫"牛仔"，大人的解释是，小的时候我特别"牛精②"，于是大家叫着叫着也就这么习惯了。至于是因为我固执被叫成了"牛仔"还是因为"牛仔"让我变得更固执，这或许无从探究了。

如果不是读了社会工作专业，如果不是上了这个研究生的课程，我想我会和兄弟姐妹们一样，对此沉默不语，让时间的流逝去治疗伤痛。但我知道我不能这样，挥之不去的梦魇始终缠绕着我。

病痛中，父亲选择了我作为依靠，把对他的安排、家庭和遗愿全都交给我了，我就要对得起我的父亲。基于职业，我经常也会碰到一些正在或

---

① 农村人都喜欢用小名来称呼自己的孩子，越低贱越是代表好养活。
② 广东话，形容个性固执，不听教化。

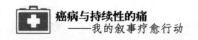

曾经遭受过这种煎熬的个人和家庭，这不断刺痛我的内心。不完善的医疗体制、冷漠的社会关系、畸形的丧葬文化加剧了癌症病患和家属的痛苦。我问自己，这是我想要的吗？这是我想承受的吗？

当然不！

所以我开始尝试挑战它！然而，作为一个要成家立业的男人，更准确地说，作为一个年轻的将要成家立业的男人，我该以怎样的方式来反抗呢？

内忍的性格、被规训的行为和"叛逆"的内心开始寻找一条疗愈的路。夜晚我静静地走在校园里，不断尝试各种自我对话。对于我这样一个"外在顺从，内在叛逆"的人来说，内心的自我对话是非常丰富的。

而越是丰富的对话，就越需要被梳理。这一梳理的过程就是一种自我叙事、自我行动、自我对话和自我疗愈的过程，同时也是叙事行动研究过程最好的体现。我借助这一过程，对我自己的伤痛故事作改写，同时也希望本研究能够成为癌症病患及其亲属自救的良方。

这些或许就是我完成这个研究的初衷，也是最大的动力！

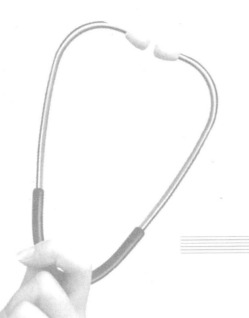

第四章

癌病伤痛的根源①

扭曲的思想差不多是使你感受到痛苦的唯一原因。②

——伯恩斯

---

① 关于癌病伤痛社会根源的讨论，涉及文化、政治和社会等综合性因素，在本书中，作者为了容易区分，将社会根源讨论部分主要分成：文化、社会保障制度、医疗体系和丧葬文化四大部分。

② 苏格兰的诗人罗伯特·伯恩斯（Robert Burns）名言。

第一节　文化的梦魇

英国学者阿雷恩·鲍尔德温等指出："人的身体是文化的客体……尽管人的身体是由一种不容置疑的自然基质组成的，其外观、状态和活动都是一种文化意义上的组成。"①（阿雷恩·鲍尔德温，2004）

我们生活所处的文化脉络，建构了我们对病痛的认识，带有对癌病标签、污名化和道德隐喻的文化，给癌病患者家庭带来了不少的困扰。无论是家庭，还是个人，都深深地坠入癌病伤痛的梦魇中。

"从古至今，对疾病的厌恶和恐惧，都广泛存在着，尤其是那些病因不明、难以治愈的重疾。而且由于各种非医学话语（迷信话语、道德话语等）的推波助澜，不仅给这些疾病涂上了神秘色彩，还使疾病获得了非常丰富的文化与道德意义。因此，疾病或疾病意象就成为一种文化符号，积累和携带着人类的恐惧和非常复杂的文化与道德意义。当人们无法理智地思考和描绘'极端'或'绝对'的邪恶时，疾病意象就成为一种唾手可得的、廉价的修辞方式，疾病也就成为邪恶的象征。由于人们在疾病隐喻中不断地把疾病与其他可恶和不道德的事物相提并论，疾病与邪恶之间似乎画上了等号，疾病的邪恶和不道德意义也就得到了进一步的'强化'。这对病人，无异于雪上加霜。"②（郝永华，2008）

所以说，癌病早已经超出了个人健康问题的范畴，它伴随着文化渗透，富含寓意地进入了我们的家庭、人际、工作和生活等各个角落。

"癌症除了是一个健康问题外，同时更是病人追求理想生活的一个威胁，病人经常面对痛苦死亡和英年早逝（premature death）的危机，如果将痛苦死亡与英年早逝置于中国人的文化脉络看，便隐约看到一个人的生

---

① ［英］阿雷恩·鲍尔德温，等.文化研究导论［M］.陶东风，等，译.北京：高等教育出版社，2004：275.

② 郝永华，《疾病的隐喻》与文化研究［J］.集美大学学报：哲学社会科学版，2008（4）.

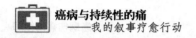
命在什么时候用何种形式终结均含有强烈的文化意义。"（贺玉英，2004）

♡ 一 从"本命年"说起

故事：2010 年 11 月 16 日（农历十月十一日），本来应该是一个快乐的日子，这一天刚好是我 24 岁生日。兴高采烈的父亲从农村老家来到我所教书的学校，特意给我定做了一个蛋糕。

因为是本命年，俗话说，"本命年犯太岁，太岁当头坐，无喜必有祸"，这次父亲还带来一份神秘的礼物——红内衣①。父亲能来，我很开心，因为自从初中外出读书开始我就一直没有和父亲过过生日，回想起来已经有 11 个年头了。晚上我们就在教师宿舍里简单庆贺，其乐融融。当晚，父亲也答应留下来。半夜，听到煮水的声音，起来一看，原来是父亲在煮开水。我跑过去一问，父亲说喉咙疼得厉害，不知道怎么回事。我以为只是一般的喉咙发炎，到药店买了喉片和止痛药，稍微止疼，父亲总算能安稳睡下。没想到这正是噩梦的开始……

我从未相信过鬼神，然而当父亲被证实患有癌症，而那一天又刚好是我本命年的生日时，身边的人也在埋怨，更强化了我对父亲患病是因为我自己带来的厄运的认识。

为什么？为什么不是我？为什么反倒是我的父亲……

"本命年"的自责与悔恨曾经一度把我抛入不能自拔的旋涡，人变得内疚、消沉，满怀对父亲的愧疚，内心久久不安。在很长的一段时间里，"本命年"的阴霾挥之不去，和同事一起出差刮坏了车子、吃饭掉了钱包，就连大家住宾馆丢了房门钥匙等，我都会当成是"本命年"的病毒在传播。从此，我不再有往日的自信与朝气，也开始越来越封闭自己，与朋友疏远，并得出了这样的一个结论——我是一个不幸的人，接近我的人不会有好结果。

我不是信徒，在此之前也没有"本命年"的概念。记得小的时候，

---

① 在中国文化中，每隔 12 年就是一个轮回，2010 年正好是我的本命年，长辈送红内衣代表驱邪和庇佑。

每逢村里要给各路神仙做"宝诞"①的时候，奶奶总要拉我和她一起去拜祭。因为觉得奶奶拎不动那么多的祭品，所以我每次只好跟随她去。去之后，我总在一旁远远看着或是借机跑掉，等奶奶拜祭完了再帮她拎东西回来。母亲知道我不信这个，开始几次也总想拉我同去，被拒绝后，知道我没有这个慧根，强扭不过，所以后来母亲也就放弃要我同往的想法了。

突如其来的厄运降临在父亲的身上，而且似乎冥冥中注定是从我24岁本命年的生日开始。这个困惑在我脑海里似乎不能再用"碰巧"就能解释了。尤其是在对医疗技术、医生失去信心之后，我们都开始向"神灵"屈服，乞求它的"怜悯"。记得2011年的5月，系里面组织大家去广西大容山游玩，这个时候正是父亲病重的日子，我哪里还有这心思。但听说那里有大佛，有求必应，我将信将疑就同去了。不知情的同事看着虔诚拜祭的我甚是疑惑，但是只有我自己才知道，看着高高的佛像，我是在祈求宽恕与奇迹。

然而本命年的阴霾不散，到了那一天，就连神灵都不再眷顾与垂怜，带走了父亲，我开始迁怒于那些所谓的神，质问他们"为什么要把这厄运带给我的父亲"，其实更是憎恨我自己把厄运带给家庭和面对厄运无能为力。

♡ 二 一道魔咒

故事1：2011年3月6日（农历二月初二），"二月（初）二，龙抬头"，是个好日子。村里搞庆典，姑妈、表哥等一家子来我们家做客。还未到午饭时，父亲突然把我和表哥拉到一旁，让我们开车去拉半吨水泥回来。我问为什么？父亲神神秘秘地说要做点事，叫我们别多问，做就是了。

很快我们把水泥拉了回来，父亲开始给我们每个人派发手套和工具，让我们到后山挑些石头到屋后，堆成一堆，他自己亲自动起手来

---

① 中国农村的祭祀，拜祭神灵，祈求平安赐福。

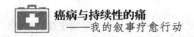
和水泥和沙子，倒在石堆上，弄了很大一个石墩。所有人，包括我，都心领神会。因为家后面有坟山，父亲垒起水泥墩是希望挡住屋后坟山的煞气。

故事2：在父亲患病的日子里，无论在哪里，几乎都可以听到同一版本的议论，大家开始关注我家的老宅子，七嘴八舌地说了起来。老宅子后面有座山坟墓，坟头正对着房子的一角。于是，人们开始从风水的角度去解释，说父亲的病，是因为山坟正对着房子引起的。

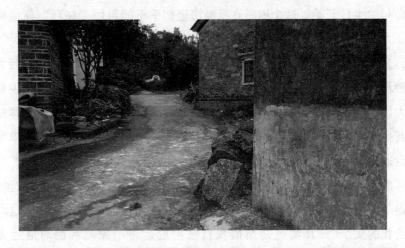

山坟、水泥墩与房子

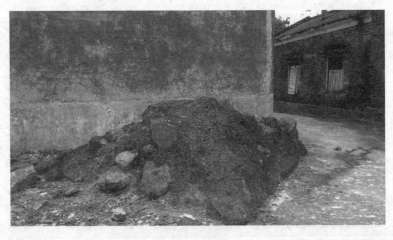

水泥墩与房子

同时大家也一起"帮"着我们找证据。说是同村的另外一户人，几年前一家人辛辛苦苦打拼建了一幢新楼房，宅子刚建好，儿子却得了大病。一家人到小县城看病，始终没查出个结果来，那家的孩子情况越来越重，于是人们去问神婆，神婆说是因为很久以前，他们家建房子那块地的旁边原来有座神庙，神庙现在虽然拆掉了，但菩萨的神灵还在，在这里建房子不好，冒犯了神灵，住在里面的人会被诅咒。吓得那一家子人连夜搬回了原来住的泥房。尽管房主儿子的病依旧没有治好，但是这一说法传开了后，村里的人坚信那一块是不可冒犯的"圣地"，那一家人多年后都再也不敢搬回菩萨的"圣地"，一直住在泥房里。

一直笃信神明的父母，还有最为虔诚的奶奶，自然就采取行动了，所以有了父亲开始筹划建水泥墩的故事。

但是建好的水泥墩并没有能够帮助父亲渡过难关。所以，后来又有人偷偷对母亲说，那个水泥墩建得不好，看起来又像是一座坟山，"坟头对坟头，哪天才到头"，很不吉利，所以父亲最终没有能够救回来。

就连父亲走后前来探望的人，也都是在门口聊天，不愿意进房子里坐；有的妇女甚至告诫孩子不要在水泥墩上玩。

故事3：村民不断演绎着这一说法，并竭尽全力地维护这一故事的合理性。面对众口一词的说法，建好的水泥墩这下又成了母亲的心病。

有一次回家，母亲对我说让我找锤子、凿子等工具，我问她为什么，她说要把水泥墩砸了。我一问，才知道原来是村里不少老人给出的主意。

从神灵庇佑中醒来的我，制止了母亲，这可终归不是办法。苦思冥想后，我最终想了个主意。2011 年 10 月，我正好拿到了北京大学和香港理工大学合办的研究生班的录取通知书。按照村里的规矩，要到"文昌公庙"① 送锦旗"还神"②。我和母亲说我们做面锦旗"还神"吧。母亲很惊讶，因为她知道我从来不信这些，当初考上大学的时候虽然我考了村里有史以来最好的成绩，但是因为我自己极力反对，所以没有"还神"。我说锦旗由我来做，仪式由我来操办，母亲也答应了。

---

① 南方一带读书人说拜祭的神
② 答谢神恩的意思。

金光闪闪的"锦旗"，还有张扬的仪式，就像是一道做了"法"的神符，这一场隆重的法事，镇住的又何止是妖魔鬼怪。

从那以后，人们开始不怎么谈论我父亲的病逝，我家宅子被诅咒的说法也渐渐没了。村里人开始愿意到我家里坐坐，小孩子们继续爬水泥墩玩他们喜欢的躲猫猫游戏。

文化的魔咒多么可怕。它妖魔化的诠释扭曲了事件的全部。它能够让一个毫无力气的病人从床上爬起来，搬动那百八十斤重的石头；它还能够让一家人从含辛茹苦建好的房子里搬出来，住回又脏又臭的泥房；它还可以让一个正遭受丧夫之痛的妻子声嘶力竭地要去砸烂那厚实的水泥墩；还可以让一村子人敬而远之……

"病人，尤其那些身体出了严重问题的人，或被认为是由于虚弱而应该受到特殊照顾的弱者，或被认为是性格和生活习惯有缺陷的人，或被认为是已经没有发展前途的人，或被认为是由于自身的邪恶或不道德而应该得到惩罚的人，或被认为是行将就木的人。无论各种社会话语把疾病的来源归因于天谴、不良生活习惯、遗传或性格，患上重疾的病人都是一种很容易产生耻辱感的作为'他者'的人。"（郝永华，2008）

现在回想起来，父亲战战兢兢地爬下病床，搬动那百八十斤，除了希望挡住厄运外，我想还有就是希望证明他自己不是等待命运裁判的弱者；母亲的锤子，希望砸碎的也不仅仅是一堆水泥墩，而是因为癌病带来的恐惧和耻辱！

一直以来，不单在中国，在全世界各个民族的文化里，都可以看到妖魔化疾病的影子。"疾病是惩罚这种观点由来已久。在《伊利亚特》和《奥德赛》中，疾病是以上天的惩罚、魔鬼的附体以及天灾的面目出现的。对古希腊人来说，疾病要么是无缘无故的，要么就是受了报应，或因个人的某个过失，或因群体的某桩罪过，或因祖先的某起犯罪。"（姜彩燕，2007）

回想这段往事，在痛心疾首之余，我为自己生活在父母的庇护下而感到幸运，为父母抗争不公的勇气而感到骄傲，也为自己努力去捍卫父亲和家族的尊严而感到自豪。诅咒终散尽，至于那一面锦旗，还有那一场仪式，它存在的意义，就留给每个人去诠释吧。

♡ 三 道德的隐喻

故事：除了妖魔鬼怪的"山坟说"，也有冷眼旁观的人开始叽叽喳喳地讨论，是不是他们家做了什么缺德的事情？有人说是当初建房子的时候冲撞了村子的"龙脉"，现在是报应；更有人把父亲当年第一段不幸的婚姻搬了出来……人们就这样开始了捕风捉影，牵强附会。

2011 年 3 月，父亲病情进一步加重，迅速地瘦了下去，脚部也开始水肿。父亲意识到自己病情的严重性，那个时候已经不能够继续隐瞒父亲肿瘤和癌症的区别了。① 父亲绝望地问，"为什么是我？""我究竟做错了什么？""我没有做过什么'阴骘'（见不得人的坏事），为什么上天要这样对我"……父亲每一次不由自主的自言自语，就像一把把尖刀戳在我心头。

清明快到了，父亲买了香烛和水果，洗得干干净净的，一个人撑着拐杖拿到后山的坟前祭拜，祈求山坟先人原谅自己年轻时不懂事，建房子挡住了先人。父亲水肿了的脚艰难地跪在地上，那一幕彻底戳痛了我的心。说不出的痛。

疾病被文化道德绑架早已经不是一天两天的事情。文化不知道从什么时候起，偷偷地对疾病赋予了道德寓意，这种寓意又被偷偷地转化成各种隐晦形式的道德审判。

"既然疾病被视为一种惩罚，那就隐含着一种道德的向度。"（姜彩燕，2007）

"在桑塔格看来，疾病隐喻是一种双向的映射结构，一方是难以治愈、危及生命的疾病；另一方是某种被认为丑恶、淫邪的坏事物。通过其间建立'相似性'，疾病隐喻既可以轻易地把某个所谓的坏事物描绘为邪恶的，又使某种疾病的邪恶和道德色彩得到进一步的'强化'"。（郝永华，2008）

疾病的道德化隐喻又是矛盾的，"作家直面现实时，发现恶疾并非只

---

① 为了让父亲能够接受，当初只能告诉父亲这是肿瘤，没有说是癌症，希望偷换一下概念让父亲能够更乐观些去面对。

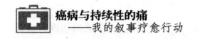
光顾恶人，反而常常成为善良弱者命运。""所谓'疾病是公正的惩罚'的说法不过是善良者的自欺罢了。"（姜彩燕，2007）

然而，这种道德隐喻的演绎并不会因为这一矛盾而停止，人们通过各种演绎继续维护它的合理性，开始不单挖掘当下的，甚至是当事人过往几年、数十年的，乃至是上几代人的原罪，以此作为一种审判证据的补充。

既然有了道德隐喻，又有了道德审判，那么接下来就是道德惩罚了。

人们把疾病看成一种惩罚已有很久的历史，按照疾病造成伤害和痛苦的程度，来评定当事人造孽的轻重。癌症被认为是一种绝症，也就是恶报最好的例子。就连在争吵的时候，人们都会用它作为攻击的武器，因为它不仅是一种诅咒，还是一种践踏对方道德的工具。

在中国佛家文化里，凡事讲求善与恶的因果报应，也就是人们常说的"业报"。"中国人关于'报'的观念影响中国人如何看待他人的意外死亡或英年早逝，人们经常将这类死亡与亡者个人和家庭的道德行为联系起来，认为这类死亡均是因果报应。癌症患者面对死亡或痛苦时感到恐惧，这不仅与他们个人的理想生活或命运相违背，也是个人道德的反映，我们考虑到这一点时便会体会到那些情绪的自我评价含义，是与病人的自我及其社会文化紧密联系的，而不会把这些自我评价的含义视为一些非理性的感受。"（贺玉英，2004）

不良文化对癌病道德的假设与演绎，扭曲了病痛故事，对弱者的怜悯变成了冷漠。同时，这种压迫增加了癌病家庭的负罪感，更给他们带来了精神层面的折磨。父亲忍着剧痛跪下来的那一刻，痛的何止是水肿的膝盖？灵魂被道德隐喻审判，就像被重创，却不知道痛处何在。

一生光明磊落的父亲，内心在泣血。而我作为父亲长子，该用什么来安抚这个坦荡的灵魂？在父亲的庇佑下，我们三位兄弟姐妹总算没有给父亲大人丢脸，都各有所成。2015 年的清明节，父亲的墓碑终于立了起来，在庸俗的乡土文化下，我想也唯有用这种庸俗的方式，才能向世人昭告这里安放的是一个干干净净、坦坦荡荡的灵魂，以此驱赶癌病之阴霾。

（四） 谈癌色变

故事：得知检验结果的那一天，我正好和父亲在去另外一家医院的车上。朋友GJ（医院的医生）打来电话，支支吾吾欲言又止，还特意问我父亲在不在身边。我意识到可能情况不妙。当从朋友的口里得知父亲的检验结果时，我的脑袋一片空白，眼泪差点涌了出来。而此时，父亲就坐在我身边。

我努力让自己镇定下来，掐自己的大腿，不让父亲察觉。父亲问我是不是GL来电话了，我点了点头。他又问是不是检查报告出来了，我咬咬牙说是。然后编了个谎言，说是肿瘤。其实癌症就是恶性肿瘤，只是父亲不清楚肿瘤和癌症的区别（当然只是我认为父亲不知道，其实父亲比我更清楚，只是父亲比我想象得更坚强罢了）。这件事情一直瞒着父亲到今年的3月……

正如索尔仁尼琴在《癌症病房》所写的故事一样，作者在该书第一章就用了"根本没有癌症"作为标题。故事中的拉索诺夫要求医生给他诊断为"淋巴瘤"，否认自己患有癌症。

我一直在想，我们很多人从来没有得过甚至没有见过癌症，为什么还会谈癌色变呢？

从小我们就在电视、电影和广告故事中长大。在这些作品中，充斥着大量的关于疾病描写的素材。很多时候，由于癌症的起因不明和难以治愈，加上病痛的折磨和死亡的威胁，于是癌症被有意无意地夸大，被作为一种绝症出现在银屏、故事中的机会大大增加。这些作品，让我们建立起"癌症＝死亡"的公式，除了让我们学会畏惧癌病外，别无他用。

出于对病痛和死亡天生的恐惧，我们折服于铺天盖地别有用心的商业宣传，最终成为任人宰割的羔羊。而这些商业广告还把自己扮演得特别有文化、有技术，不断推波助澜。在父亲住院期间，几乎每天都有几拨不同的商业团体潜入医院发放各种小广告。每天不同的广告宣传品越做越厚，越做越华丽。广告上除了清一色的卖药和卖医院服务的信息，还有很多不同的癌病治疗故事。这些故事极力制造恐惧，同时又极力通过所谓成功治愈的故事来宣扬自己的技术，给予病人希望。无所不用其极的商业广告，当然免不了要绑架孝道和亲情。早已因为恐惧而丧失理性的病患和亲人，任由这些铺天盖地的广告愚弄。

回头再看这段故事，才发现其实一直以来最淡定的人应该是父亲。出身于书香门第的父亲，早年却喜欢习武，年轻时还四处教授武术。用邻居大娘的话说，他看遍了人间的疾苦，所以也不惧疾苦。回想我每一次骑着摩托车，带着父亲四处寻医时，坐在后面的父亲，除了癌痛时难以忍受发出些许的轻叹外，哪一次不是乐呵呵地和我聊天，还一次又一次地提醒我骑车要注意安全。父亲正是用他独有的笑声和叮咛，驱赶我们的恐惧与彷徨，让我们一起熬过最艰难的时光。

五　请告诉我，哪种病更高贵

故事：2011 年 3 月，平时喜欢到村里小卖铺和邻里打打牌、聊聊天的父亲，开始把自己关在家里，有时候一整天都不出门。他自己一个人孤独地坐在院子里的凉椅上，半天不说一句话。母亲专门叮嘱父亲要多休息，不要出门打牌了，别人都知道他患有癌症，脖子上长了这个东西不好看，就别出去丢人现眼，让人笑话了。

我在想，比起不具有传染性的癌症，为什么人们更能够接受如感冒、乙肝等传染病呢？再者，人们为什么不能够像和戴眼镜的人一起共事、一起生活那样来对待癌症病人？还有，长在其他隐晦部位的肿瘤比起长在脖子上明显突出的肿瘤为什么更容易让人接受？

人们根据自己的好恶赋予疾病不同的意义，在病患与疾病同化的过程中，人们对不同疾病的病患的待遇也就有了等级之分。所以，"本属生命现象的疾病也被赋予了社会学的色彩，有了高低贵贱、精致粗俗之等级划分。"（姜彩燕，2007）

基于对疾病背后的隐喻，文化赋予了疾病象征意义的价值。在这个社会，似乎有很多"高贵"的病，"我们在社交场合看到光头的中年男人多少会有几分敬意。头发的疾病只有一种：谢顶。患有这种疾病的，很多都是领导干部。这无疑属于 top level，它轻松击败了胃病精英、心脏病小资、哮喘文豪和精神病天才"。① 所以，如果你在某些社交场合遇见一位脸容威严、头上没几根毛发的中年人，请务必认识他。这些似乎成了人们的共识。

相反地，文化对癌病的诟病，让人们觉得患癌之人是不干净的，哪怕他们摸过的桌子、墙壁，甚至是走过的路和呼吸过的空气，都会变得污秽和带有传染性。尤其是长在明显部位的肿瘤，因为观感不好，容易让人产生不适感，以至于大家把它描绘得更加污秽和恐怖。于是，它就成了最低贱、最让人排斥的病痛。当然，这也是父亲和我们的痛。

（六）疏离与排斥

故事 1：2011 年 2 月，正值春节，父亲突然提出要和我们分灶吃，要把自己的锅、筷子和碗另外堆放，并且专门提醒我们要严格消毒。尽管我们努力向父亲解释肿瘤不具有传染性，但怎么也无法说服父亲和我们一起吃饭。吃饭的时候父亲见到我们在，会马上端起饭菜跑到大树下，离我们远远的……

父亲还开始给自己安排独立的房间，他说是因为自己经常咳嗽，怕传染我们，而且觉得自己好累，希望安静。姐姐带孩子回来看望，父亲没有再像以前那样去抱自己的外孙。小外甥远远地看着外公，外公却装作没看见的样子……

故事 2：春节，父亲越来越少出门了，只是躺在床上休息或者在院子里面静静地坐着。按他的说法，因为脖子上的肿瘤，再去和别人打牌已经不再受欢迎了。别人都躲着他，他再去那里又有什么意思呢。同时，来家里的客人也越来越少，就算是要搭话，也都在门口说完就走。经过门口的邻居也低着头，匆匆走开……

癌病会给病患及其家庭带来耻辱感，"无论各种社会话语把疾病的来

---

① 王老板，摘自豆瓣网"王老板日记"，责任编辑赵蕾，文化休闲，http：//www.douban.com/note/202464352/.

源归因于天谴、不良生活习惯、遗传或性格，患上重疾的病人都是一种很容易产生耻辱感的作为'他者'的人。"（郝永华，2008）

因为被污名化，癌症像艾滋、性病和瘟疫一样被人们排斥，病患也被疏离。人们谈癌色变，所有人都开始逐渐疏远癌症病人以及他们的家人。这成了癌病家庭的另一种痛。

而这种排斥与疏离又是双向的。对于癌症病患来说，因为不希望给自己的家庭、亲人和朋友带来麻烦，也不希望被外人嫌弃和冷落，所以选择把自己关起来。而家人、亲友还有社会民众，出于对癌病的无知、恐惧和自我保护的心理，也逐渐疏远了癌症病人。

这样双向排斥和疏离带来的结果是，癌症病患及其亲属减少了社会接触，同时也弱化了社会支持网络的功能，仅以个人和家庭的微薄之力去面对癌病之伤痛。

从感觉到病情的严重性后，父亲开始封闭自己，因为他不希望麻烦或者伤害自己的家人和亲友，所以选择了把自己孤立起来，独自去承受癌病之痛。在感受到父亲揪心之痛的同时，我更为父亲默默的承受和付出而感慨！

第二节　保障制度的硬伤

正如前面所述，凯博文在其《谈病说痛》一书谈到：病痛从来就不只是由个人所造成的。那么，病痛所承受之重也不应该只由个人及其家庭来承担。

凯博文在20世纪80年代来到中国湖南，基于对中国病患的神经衰弱、抑郁症以及躯体症状之间的关系的观察，他在他的另一本书《痛苦和疾病的社会根源》①中也谈到，"对于病人、家庭、医疗人员和社会本身，苦痛和疾病不仅具有社会性原因，而且也会产生社会性后果。"（凯博文，2008）

---

① ［美］凯博文. 痛苦和疾病的社会根源［M］. 郭金华，译. 上海：三联书店，2008.

一方面，很多躯体性或者精神性的痛苦不只是，甚至说不是由个体造成的，而是个体无法控制的宏观因素所造成的。一些制度性的因素，正是制造集体性伤痛的主要原因。过去社会保障体系中的一些硬伤，造成、加剧和延续了癌病家庭的伤痛，割裂的二元医疗服务体系，不健全的社会救助制度，崩溃了的社会互助体系，都进一步将癌病家庭推向痛苦的深渊。

另一方面，如凯博文所言，这些痛苦也酿造了许多社会性的后果，例如，家庭无法承受治疗的经济负担、社会支持网络破坏、医患关系紧张、延误治疗和病痛者得不到及时救助等。

♡ 一 割裂的制度与农民的矛盾

故事1：在父亲确诊患有癌病之前，其实已有征兆。记得2009年父亲在东莞看望弟弟的时候，有一次在街上晕倒，他自己到医院看医生回来后才告诉我们。那时刚刚50岁的父亲开始怕冷，其实广东的秋天温度依然很高，但是父亲居然每天都要戴帽子，身体也一下子衰弱了许多。

我们后来软磨硬泡带父亲去医院检查，常规的检查并没有发现他有什么异常。医生就建议做个增强CT，还有专门的血液检查，但单单一个增强CT就得花一千多元钱，整个检查费用需要好几千元钱，而且，还必须住院才能享受报销，而且因为异地医疗报销还未联通，必须先支付所有的钱，回去以后才能报销医疗保险。毫无疑问，父亲一口拒绝了。从此，再也没有办法把父亲弄到医院检查。就这样，一直都没有发现父亲的病情，大家都以为是普通的低血糖，也就不以为然。

"小病熬，大病拖"，病发之初，大家都没有把父亲的不适当成一件大事去处理，以为只是一般的牙疼和咽喉发炎，甚至在父亲的脖子开始有硬块凸显了出来以后，他仍然坚持不肯去医院做检查，认为吃些配的消炎草药即可。在农村的说法是，"是福不是祸，是祸逃不了"，小病能熬则熬，大病来了反正想逃也跑不了。就这样，失去了发现父亲疾病最好的时机，也错失了治疗的最好时机。

故事2：2011年5月，父亲的病情很重，颈部肿瘤疼痛得厉害，家里的床板被他抓得吱吱作响。但是医生说这个时候继续化疗和放疗都已经没有治疗意义了，劝我们根据经济情况是否考虑出院。

其实我们也很清楚，这个时候我们需要的只是能够缓解疼痛的药物，如盐酸羟考酮、吗啡等。但是，这些药物在农村乡镇医院是不可能开出来的。只有城里的三甲医院才有权开像吗啡这样的注射剂。所以，只好"赖"在了医院，而这一"赖"的代价是每天需要支付数以千计的附加性费用。

这两个矛盾的故事，有人会把它看作农民矛盾而短视的行为。但如果我们反过来看，是什么让农民变得短视而矛盾呢？得不到应有医疗保障的农民，唯有赤身裸体地与病痛抗争，"小病熬，大病拖"只是迫不得已的策略。

为什么同患疾病，农民却要承受更大的痛苦？同样的一个国度，为什么要因为城市与农村的不同身份，享受天壤之别的医疗服务待遇？同样在一个国家，同样在一个省份，在社会流动的大背景下，地区医疗保障体系割裂又合理么？

在中国广大的农村，农民收入低，没有得到足够的医疗保障，进城的农民工，他们的命运也没有因为人在城市而得到保障。而更可怕的是，这一割裂的城乡二元医疗保障制度，在很长的一段时间里被认为是合理的，而且还有那么一批人在不断地诠释它的合理性，继续维护这一制度。

当然，我们也看到已经有一批人已经觉醒，民众也开始觉醒，尝试去改变这些不合理的制度。"农村社会保障始终处于中国社会保障体系的边缘，有相当部分社会保障的内容将整个农村人口排挤在保障体制以外。这种现象在很长的一段时间内，被认为是合理的。随着中国经济体制改革进一步深化，以城乡属性对社会保障进行分类是不合理的。"[1]（梁鸿，1999）

割裂的医疗保障体系，让农村的老百姓得不到及时、方便、实惠的医疗服务与救助。他们在赤身裸体地对抗癌病的同时，更是在控诉这个割裂的制度，父亲正是这千千万万抗争农民中的一员。回想起父亲在医院最后

---

[1] 梁鸿. 试论中国农村社会保障及其特殊性 [J]. 复旦大学学报：社会科学版，1999 (5).

的日子，依然不忘叮嘱我和好友要把这些记录下来，要让社会重视癌症病人和他们家庭的遭遇。不屈不挠的父亲，正是希望把他的这一份抗争传递给他的子辈，渴望看到社会的改变。

可望而不可即的医疗救助

故事：在医院的日子，看到父亲在病床受苦我非常难受，被医生催缴费用时我又彷徨无措。

在这里，大病医疗救助成了一句空话。我曾多次电话咨询有关部门，不是电话不通，就是找不到负责人，就算找到了负责人，也只是草草敷衍，让我们先写个申请看看。几个月毫无收获的申请彻底让我绝望……面对困难，孤独与无助占据了我的内心，尽管在父亲面前我仍然扮演着男子汉，保持着乐观的形象，但晚上夜深人静时，我却在住院大楼的走廊上几度徘徊，绝境考验着个人承受力，一念成佛，一念成魔，我该何去何从？

病痛责任个人化，一直被以不同的方式来证明它的合理性。在这种逻辑思维下，疾病所有的痛苦就应该全部由个人来承受。得了病只能怪自己倒霉，只能怪自己行为道德有问题——总之就是活该自己受。

但是大家有没有思考过，当我们将"医"和"药"完全推向了市场，所有的负担，当然还包括因医疗服务市场化本身而加重的数倍、数十倍的负担，也就完完全全转嫁到了病患个人身上。举几个简单的例子，以前伤风感冒，农民只需要到药店或者医院购买几毛钱的"感冒通"即可解决问题，而今天，在药店，我们已经很难或者说无法找到这样廉价而且药效不错的药物，无利可图的药物几乎销声匿迹。药店把各种乱七八糟的运营成本，还有投资者的利润转嫁到病患的头上，还有医药商为了牟利，把各种层出不穷、令人眼花缭乱的概念药物，通过医院和药店推销出去，结果就是病患承受比以前多出几十倍甚至几百倍的费用。再者，医院的门诊一般不可以报销，而住院时很多用来医治重大疾病的药物没有被列入医保范围，而出厂时几毛钱的药物，到了医院就要上百元钱。这由医疗市场化导致的恶果将由谁来承担？

医疗救助制度作为医疗服务市场化的一种补救措施出台，给予很多人希望。但是这一希望一旦个人真的要去兑现它的时候，它很快就会幻灭。它是多么遥不可及，又或者说是对患者杯水车薪。

道理很简单，相对于几万元乃至几十万元的治疗费用来说，几千元的医疗救助就犹如鸡肋。如果再去除申请医疗救助所耗费的时间、人力、交通和人情等成本，这一救助无疑就是一句空话。另外，医疗救助规定的对象是困难群体。[1] 而困难群体的认定，又需要一个漫长而烦琐的过程，如果再算上办理贫困证明所耗费的时间、人力、交通和人情等成本时，它还会让人觉得是希望之所在吗？

还有，既然医疗救助是一种福利，或者说是老百姓的一种权利，那么，医疗救助就不应该是带有侮辱性的。我们看到基层一些高高在上的官员把国家的福利和人民的权利当成是自己的恩赐或是施舍，甚至有人从中谋利，这何尝又不是另外一种痛呢？

三 互助体系的崩溃

故事：作为一名社工，我曾经对自己的筹款能力很有信心。但经历过父亲的事情之后，我感到自己无能为力。在经济欠发达的广东西部地区，我们找不到相应的癌病救助的民间基金会，就连能够提供相应帮助的民间团体也找不到，更别说能够号召捐赠的社会组织了。

在这里，所有具有合法接受捐赠和组织捐赠资质的机构都是官方的。在那个时候，慈善捐赠可以说是有法难依，[2] 基层政府将捐赠的职权交给了不官不民的慈善会。那时候还没有像腾讯公益、微信捐赠平台这样可以由个人发起、第三方组织协助的便捷平台。面对困境，老百姓除了向亲

---

① 医疗救助对象规定为五类：重点优抚对象（包括在乡老复员军人、在乡三等以上伤残军人、红军失散人员、苏区老干部，集中居住在县光荣院、县工疗站的优抚对象）、农村五保对象、农村低保对象、城市低保对象、县人民政府确定的有其他特殊困难的贫困对象。

② 1999 年 6 月全国人大颁布《中华人民共和国公益事业捐赠法》，只是简单指出民政作为慈善捐赠的管理部门。2015 年 10 月，第十二届全国人大常委会第十七次会议初次审议了《中华人民共和国慈善法（草案）》，做了修改，但至今还没有正式颁布。

人、邻里以及媒体求助外，可以说是无路可选。

拖到最后，还是朋友、同事等七拼八凑帮我渡过了难关。我想，倘若我是一个普普通通的农民，没有现在的社会关系和人脉，我的遭遇又将会是怎样呢？或许会更痛苦不堪吧。

社会捐助被认为是继市场分配、国家调剂后的第三次社会分配。我国制定捐赠法，也明确规定赋予民间组织社会捐助这一权利。但问题是一到地方政府，这些政策就被束之高阁，成了一纸空文。就像上面所说的，一些地方政府把这一权限交给了不官不民的慈善会。一些地方甚至出现了地方慈善会与民间团体争利的情况。民间组织在申请捐赠权利时审批手续非常烦琐和困难，而且一些官员还不作为、乱作为，这些现象都让人目瞪口呆。

另外，社会组织的缺乏和发育不成熟，也是社会保障制度中发挥民间捐助力量这块不成熟的重要原因。至于社会组织为什么发展不起来，列举笔者亲身经历的两件事情便一目了然。笔者曾经在某地筹办一家社工中心，在这一过程中，从递交申请到落实审批就整整花了 8 个月的时间，其中坎坷曲折最后动用各种关系才能通关。还有，有一次某省级部门拨付留守儿童服务项目经费，当年 5 月专项经费就已经拨发地方财政局，结果，直到次年 2 月，该款才予以拨付。其中的原因，不是领导不在，就是领导还没有签字，或是拨错了银行账号等，各种招式百出。很多时候，为了平衡这些关系，民间组织只有忍气吞声，哑巴吃黄连。

在这样的地方政治环境下，社会组织焉能壮大？又如何肩负起社会救助体系当中补充部分的责任？

我想我还是幸运的，因为自己认识一帮靠谱的朋友，让自己和家庭度过了生命当中艰难的时刻。然而，同样遭遇的其他病友就没有那么幸运了。医院的走廊上依然是愁苦的家属，他们只能孤独地与癌病作最后的消耗战。

第三节　医疗体系之痛

除了社会保障制度带来的硬伤，老百姓在市场化的医疗体系下更是伤

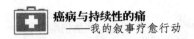
痕累累。

"1992 年，中国掀起了新一轮的改革浪潮，医改也在这个大背景之下被再次提上日程，'市场化'成为医疗改革的主旋律，不过，在那个时代，市场的公平良性运转机制尚未健全，医疗机构一枝独大，在市场中拥有绝对的话语权，从 1992 年到 1995 年，三年医改'看病难、手术难、住院难'的问题，不但没有缓解，反而产生了新的问题，那就是'看病贵'。"①

2000 年，世界卫生组织对 191 个成员的卫生总体绩效进行评估排序，中国仅列第 144 位。而在 2000 年世界卫生组织对成员的卫生筹资与分配公平性的评估排序中，中国列第 188 位，在 191 个成员中排倒数第四。2005 年 9 月，联合国开发计划署驻华代表处发布了《2005 年人类发展报告》，毫不隐讳地指出中国医疗体制并没有帮助到最应得到帮助的群体，特别是农民，所以结论是"医改并不成功"。②

"医疗改革：手术台上谈价钱，病人有选择吗?""没钱治病 活人被送殡仪馆"，③ 一连串触目惊心的报道，就出现在我们的生活里。

在陪同父亲住院的 42 天里，我看到的尽管没有当年那么波涛汹涌，却也是暗流涌动。假如还有人会天真烂漫地说，目前医药分开已经抑制医院的腐败的话，那么为何，在父亲住院的晚上，我会看到形形色色的医药代表将厚厚的"信封"塞到了医生们的手中。医生对病人说，好的药物只此一种，这种情况下如何实行医药分开？我曾采访做医药代表的同学，平常他们最主要的工作有两件事情，就是每天在酒桌上向白衣天使们敬酒，晚上跑到医院给他们送提成。这些费用最终被转嫁到了癌症病患家庭的身上，像吸血鬼一般，吸干每一个癌症家庭的最后一分钱。

另外，在医生的专业面前，我们时常感到无知和无助。家属看不清楚诊断报告和药方，唯有像小学生一样乖乖听教，有意无意地把病人交给了

---

① 中国改革网，回眸：1992 年市场化医疗改革，http：//www. chinareform. net/show. php？id=10289.

② 百度百科网，医疗体制改革，http：//baike. baidu. com/link？url=tNcOelPPdRaxrX5WRw9MJgRhf5Y34LZRUfHyWaroj0X－MRDQIgh8KgDlQGuYU3A0D7Txm7sF6RbwvLzySLr1j_ .

③ 医学全在线网，http：//www. med126. com/tcm/2014/20140501153005_ 804048. shtml.

医生。开始的时候，医生会告诉我们"会好起来的""努力试试吧"，当有一天，钱财散尽，连医生都无能为力的时候，他会告诉你，"回去吧，我们暂时也没有更好的办法。"此刻，这种体贴的提示意味着世界末日将要到来。医生那种高高在上的权威让我们误以为自己有所依靠的同时，反而增加了我们的无力感和依赖感，这也就是为什么当我们面对逃不掉的死亡结局时会更加不知所措。

一 过度治疗

故事：在医院最后的日子，反倒是父亲心里最痛苦的日子。因为在这段日子里，除了面对死亡的威胁，我们还需要无力地"应付"医院的种种企图。这时，治疗已经没有了意义，父亲更多的是需要 3.4 元一瓶的吗啡针剂，这样，父亲就可以从剧痛中安定下来。

然而，单纯的农民算错了数。每天是上千元的各种名目的花销。每一张账单都做得天衣无缝。而且，每个星期，账单都会比来输液的护士更准时地送到病房。各种能看清却看不懂的名目堆在一起，最终的数据毫无悬念。病人和家属，只有默然接受。

从 20 世纪 90 年代开始，坚信市场神话的改革者将国民医疗服务一步又一步地推向了市场。人们对市场化医疗体制改革充满芥蒂。市场本来就是一把"双刃剑"。没有受约束的市场，就像一只吸血鬼。

绩效和奖金等各种政策的漏洞，有形和无形中使得病患家庭承担高额的费用。如像故事中所谈到的，出于控制镇痛类药物的考虑，像吗啡这一类的药物，基层医院是没有办法拿到的。原本 3.4 元的药物，患者必须每日消费上千元才能拿到。

在过度市场化的医疗体系之下，医患关系也被异化成了一种买卖关系。在高利润、高回报的驱使下，过度治疗①也就成了常态。"在中国，供

① 过度医疗是指医疗机构或医务人员违背临床医学规范和伦理准则，不能为患者真正提高诊治价值，只是徒增医疗资源耗费的诊治行为。

方过度服务的表现形式有大处方、抗生素滥用、大检查和手术滥用。"①
（金永红，2005）

"在医疗卫生干预重点的选择上，只要将经济效益放在首位，就必然出现轻预防、重治疗，轻常见病、多发病、重大病，轻适宜技术、重高新技术的倾向。更为严重的是，一些医疗卫生服务机构基于牟利动机提供大量的过度服务，甚至不惜损害患者的健康。"② 过度治疗成了医疗的常态，在医院里，一些医生每次都会开大剂量的药物，不管病人身体能否承受。

所有这一些，进了癌症病房的家庭都不得不忍受。大家心知肚明，或是心存疑虑，却没有勇气去反抗！

记得朋友在安慰我的时候说"癌症就是消耗病"。诚然，癌病细胞消耗了患者身体，而完全市场化的医疗服务体系，消耗的又何止是一个个家庭的财富、健康还有幸福呢？

二　三六九等的病人

故事：在父亲气管切开的第30天，我所有的储蓄和从朋友那里借来的钱都已经用完。我不敢和母亲说，更不能让父亲知道，怎么办？

因为连续拖延缴费，医生开始察觉到了什么，开始告诉我父亲的病没有办法了，要不要考虑转院……我们就这样被礼貌地"请"出了医院。

美国作家苏珊·桑塔格在其著作《疾病的隐喻》中指出，基于病情、病患身份还有文化道德隐喻等因素，人们将疾病分成三六九等。可是，在同一种病症之下，人又何曾不被分成三六九等呢？

市场化的医疗制度把病患变成了消费者。市场法则中，钱就是准则。钱多的人可以走 VIP 通道，优先得到治疗。钱少或者没有的人，只有排队或者被拒之门外。医院是冠冕堂皇的高消费场所，没有钱，请君莫入，钱花完了，请自觉走人，关系一清二楚，毫不拖欠。

医疗服务资源不以病情之缓急、痛苦之轻重，仅以病患货币之多少来

---

① 金永红. 是谁造成了过度医疗［N］. 健康报，2005－07－01（3）.
② 来自百度百科，医疗体制改革，http：//baike. baidu. com/view/1863277. htm.

配置。头号病房会被安排在离医生和护士室最近、卫生条件最好的地方，最差的病房当然会被安排在卫生和光线条件不好的角落；医生每天查房也都会先看头号病房（当然，头号病房被安排在医生室附近的意义也在此），问诊逗留的时间都会比一般病房的要长。不管这是有意或是无意，又或者仅仅只是一种习惯，这些都足以说明问题。

在一些被誉为救苦救难的人民医院，普通民众一号难求，一床难求。然而，却有极度奢华的 VIP 病房，还有各种形形色色的绿色通道。"我们看到，一些'豪华病房''贵族医院'纷纷建立，造成资源配置的严重失衡；我们看到，困惑于高昂的医疗费用，不少贫民只能求助于江湖庸医，耽误了病情。"[①]

💗三 "造神"行动

故事：每次住院，经过都一样。最开始的时候，我们絮絮叨叨地把各种疼痛症状告诉医生和护士。医生们的回答也很简洁，听诊、开尿检、血检还有CT等各种检查单，要求病患留院观察，最后就按号叫"下一位"。各种看不懂的检查报告、处方单，让我像是重新回到了小学生时代。

我们每天早上紧张地等待医生查房，抓紧那几分钟的机会来跟医生反映病情。当然，不知道自己表达清楚了没有，也不知道对方听清楚了没有……

我承认我们对癌病的病理知之甚少。但对它的各种病痛的体验却是一清二楚。但医生和护士们，似乎从一开始就不对这些感兴趣，更别说静下来听听我们的诉说。所以，本来就对癌病恐惧的病患，也就越发紧张。

不少医学工作者把故事中的这一过程概括成病患的"弱势心理"。[②] 然而，从笔者看来，弱势本来就是一个与强势相对的概念。那么，在治疗过

---

① 贾品荣. 制度缺陷导致医疗卫生资源配置不公 [J]. 中国经济时报, 2007 – 12 – 31.
② 张秀民等. 医护人员化解患者"弱势心理"刍议 [J]. 求医问药, 2013, 11 (6).

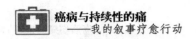

程中，谁是强势的一方呢？

不熟悉的环境、仪器，看不懂的化验单、病历报告，听不懂的疾病名称，还有各种对病人规训的章程，最重要的是时刻保持着威严和没有准备给我们太多时间沟通的医生，这些加起来，足以让彷徨无措的癌病病人彻底"失语"。病人从最开始迫切地将自己的各种病痛体验告诉医生，到慢慢地感觉到自己的无知，再到除了"点头"和"发呆"这些机械的动作外，再也没有更多的回应。

癌病是谁的癌病？在治疗过程中应该谁说了算呢？为什么作为疼病主体的病患会失语了呢？

在《谈病说痛》一书中，凯博文精彩地呈现了这一权力偷渡的过程。凯博文首先从区分"病痛"和"疾病"这两个概念开始，认为在医疗服务过程中"病痛是病患向医生怨诉的过程，疾病则是医生专业诊断的过程"。也就是说，病痛的概念是掌握在病患手上的，而疾病的概念则是医生的专业术语。如果我们要把它说得学术一点的话，也就是作为"地方知识"的病痛和作为"专业知识"的疾病两个概念。

当然，对于事务繁忙的医生而言，更希望使用疾病这一概念。因为，在这一专业术语里面，包含了医生对治疗过程的权力和控制。"医生尽量把病患的怨诉变成一种诊断，而这一过程也就实现了话语权力的把握和服务过程的控制。"（Kleinman，1997）

就这样，专业知识文明地将地方知识驾驭，病患显得顺从。很多医护人员信奉在医治过程中的这种权威与服从关系，各种看不懂的病历书写、严肃的问话和简短的沟通则是维护这一权威的工具。"医师的强者形象习于沉默。医学术语如此专业，病历上只见反复的记述，却遍寻不着病患对疾病的认知看待。医师常扛着专业的坚持踽踽独行，而患者面对艰难的生命常无所适从。我们正处于一个同理心容易被忽视的时代。"[1]

就像是一个"造神"的过程，疾病的专业知识在治病过程中被捧上了

---

[1] 林思楷，叙事医学与医疗专业，长庚医疗［J］. 医疗时论，29（07），http：//wenku. baidu. com/link？ url = MYjFtAMg3shHIhub3CmIZtzeQ2VHt0ZhAvSMoxS1A01mw9t4OSjYu9Bob3y0iMWopleLoF ozHZtVOiWEW – X0rkqGrOa8ntzNptmTUlAZTvK.

神台，病痛的地方性知识黯然退却。然而，不容置疑的专业技术，往往又会是造成过度治疗、技术控制的主要原因。

终于，专业技术知识全胜，医生们用专业术语把我们"吓住"了。另外的后果就是，让病患形成了技术依赖。过度关注技术的医生们，反而忽视了病患主体的"疗愈力"。其结果就是，病患及其家属的依赖和无力感增强了，治疗过程中被客体化。当有一天，被捧上神台的医生和技术都无能为力的时候，留下的只有病患的绝望和痛苦。当然，也就有了更多医患纠纷。

四　"病"人还是病"人"

故事1：对于癌症病人来说，除了身体上的改变，生活质量也大大下降。回想过去，我真后悔在父亲剩下的日子里更多地把他看成是病人，而忘记了他作为一个正常人的需要。有一天，父亲说在房子里很烦闷，他想去楼下的草坪走走看。但这一简单的要求却被我们和医生劝阻了。父亲从走廊的狭缝里往外看，他是多么渴望能够走出这房间，去摸一摸那树，闻一闻那花香，可是这些都是奢侈的。

在大家过度的关心，反而成了父亲的枷锁。大家每天紧张地关注病情的时候，忘记了父亲作为人的一种基本需要。我想，这也是为什么很多人不希望让别人知道自己患病，或者是过度关注自己病情的原因之一吧。除了担心被歧视，也担心大家过多的关注反而成了不自由的牢笼。

故事2：医生和护士很明显也忘记了这一点。每次他们的出现都是例行公事，探病房、做记录、打针、量血压等。在医生和护士的眼里，病房里没有男女老少，有的只是病人。无论多少人在场，裤子一扒，检查和打完针立即走人。病人被当成一台有待修复的机器。所有的治疗设计都只是围绕如何去对抗疾病，而忽视了病人作为人的基本需要。

病人本来的意思就是生了病的"人"，但是医疗中首先关注的却是"病"，"人"的概念被撇到了一边，甚至"人"不见了。

"事实上是，绝大多数医生临床工作中的所作所为反映出的就是并没有真正读懂'病人'二字的内涵。一个医生或护士，面对前来就诊的病人，首先应该想的是病，还是人？我们相当一部分医生会不假思索地答道：当然是病。如果他没有病，就不可能到社区卫生服务站来。正是这种观念的支配，使本来最具人情味的医疗服务变成了最缺乏人文精神的服务。最终导致医患之间也缺少了三个最重要的东西：沟通、理解、信任。"① （张晓林，2005）

"人"不见了，而"病"的概念不断被强化。癌症病患作为人的基本权利很容易被忽视，成为有待修复的机器，病患及家属对疾病和对医疗过程中的担心、恐惧、不安还有羞耻等情绪都会被忽略。

去"人"化的治疗，也影响到了病患和他们的家属，看到医生护士来，病患很自觉地先扒开衣服等待检查，也不管周围有多少人和什么人，均以医生的医嘱作为行动的标准。

病患被客体化的结果就是连躺着还是坐着，关灯还是开灯，全都只能等候医生和护士们的指示，而这些对疾病的康复毫无意义。这种缺乏情感和沟通、局限于对技术的依赖治疗，很难真正达到医学上所追求的"治疗同盟②"的效果。病人只会顺从和等待，而不会主动配合和努力自我修复。

⑤ 冷冰的病房

故事1：医院大楼死寂一般的安静。病房里，如果不是还能听到病人急速的呼吸声，吊瓶一点一点掉下来的点滴声，如果不是还能看到跳动的心电图仪器屏幕，你会以为，这里是一个静止的世界。亲属在门口轻声细语，又或者是自怨自艾、自怜自悯。这种充满了压抑的安静，让人透不过气来。

故事2：按照医院的规定，每张病床旁只能够有一张椅子。医院的说法是为了管理方便。于是我和母亲同时守护父亲的时候，只能够一个人站着，另一个人坐着。连续几天下来，母亲也病倒了。父亲病情危急，在我

---

① 张晓林. 看"病"还是看"人"？[J]. 中国社区医师，2005（14）.
② 患者与医生之间相互信任、相互配合，更好地完成治疗和实现康复。

们的恳求之下，医院允许我们买了一张凉床。晚上我便在房门口的走廊边上度过。

除了治病的需要，住院的病人最需要的就是家人的陪伴和医护人员的呵护。"患者在生病期间对亲属和医护人员的心理依赖性增强，渴望在感情上得到更多的理解、安慰、关怀，在生活上得到更多的照顾、帮助和优待。"①（卜维芹，1995）和其他病人一样，对于父亲来说，他是多么希望在剩下的日子里有我们时时刻刻的陪伴。然而，这一希望在医院的管理制度下却显得如此困难。

如果医院单纯地把自己定位成治病，那么，原本应该最富有人情味的地方，就会变成冷冰的机器。正如前面在分析医疗市场化问题时所强调的，当我们陷入市场的旋涡越深，必然离医学最初所追求的人文关怀精神越远。在市场化体制下，对于医院来说，利与义不可能兼得。

"医学科技的跃进带来'医疗商品化''去人性化'的隐患。我们善于诊断，判断了病情，却害怕见证病患对生命的恐惧。我们日益倚重仪器、检查、数据，却少了坚定的口吻和温柔的触碰。"②

基于市场效益的考虑，医院必须制定出一套能赋予"科学"之名的管理制度。于是，有了诸多成文与不成文的管理规定，以此规范病患及其亲属的行为。而很多的一些规定，如那一张没有靠背的椅子，就是让病患和家属感受医院之冰冷的直观原因。

"在医院和其他健康照顾机构里，病患的经验会受到规则、规定和成文或不成文的管理影响。不成文的规则执行起来不会比成文的不坚定，但它可能在机构的设备中促成疏离感。"③（Lynne，2006）

值得高兴的是，基于对机械化医疗服务的反思，在医学界，开始有一股力量希望推动医学人文精神的变革。我们很开心能看到像凯博文《探病说痛》《痛苦和疾病的社会根源》之类的书籍先后在中国翻译出版，同时

---

① 卜维芹等.对医院限制病人陪护问题的思考［J］.第一军医大学学报，1995，15（4）：316.

② 林思楷.叙事医学与医疗专业［J］.长庚医疗，医疗时论，29（7）.

③ Lynne Ann DeSpelder.生命教育——生死学取向［M］.黄雅文，译.台北：五南图书出版公司，2006：2.

人文修养课程被列入医学院的课程体系。所以，也就有了医院里的一些热心的医生朋友，他们在自己的能力范围内尽力帮助病患解决除了疾病外的问题。

还有的学者提出"叙事医学"的构思，希望通过叙事医学倡导医学教育中的人文性灵。

"于是人文性灵课程在医学教育中举足轻重，例如，特别注重聆听病患诉说病情；鉴赏名画以帮助辨认病情的微妙细节；借角色扮演模拟生病，体验住院来亲自体会病患感受等。其中，一种培养能够认知、吸收、阐释'疾病故事'并能为之感动的技能——'叙事医学'（Narrative medicine）也应运而生。简言之，它训练医生如何见证病患的苦难，能将疾病的全貌娓娓道来。"①

这也是本书为什么在第七章，笔者专门用独立的章节来梳理灵性、灵性社会工作的概念、历史和发展脉络，以及关于发展个人灵性的思考。

（六）对临终关怀的渴望

在中国，过新年的时候，人们总喜欢把"五福临门"之类的对联贴在门口，以祈求天宫降福。在五福中，"善终"就被视为其中的一大福。在西方，人们同样有"善终"（good die）的期待。无论是东方人还是西方人，善终成为人们一致的愿望。

（一）疼痛可否缓解

故事1：2011年5月，母亲来电话急切地让我上完课周末赶紧回家。我能够感受到母亲在电话中的焦虑，问她是不是有什么事情，但母亲说让我回到家再说。回到家，母亲打开一个黑色袋子打开让我看，里面有好几包"毒鼠强"。母亲说了自己的疑惑，最近父亲情绪很低落，她怀疑是父亲自己偷偷买的，问我知不知道。母亲让我好好和父亲谈谈。

---

① Lynne Ann DeSpelder. 生命教育——生死学取向［M］. 黄雅文，译. 台北：五南图书出版公司，2006：2.

这是一次艰难的会谈，却不知道从何开始，我支支吾吾半天说不出话来。最终还是父亲打开了话匣子。父亲微笑着对我说："有没有一种死法是没有那么痛苦的？"我就像一口痰涌上喉咙，更是说不出话来……

故事2：在住院的时候，父亲咽喉部的肿瘤疯狂生长，已经到了无法控制的地步。那个时候父亲时常会因为呼吸困难，而无力地在病床上翻滚。床被抓得吱吱作响，他越是翻滚，越是难受。父亲装作轻松地问我和医生，可不可以安乐死……最终，迫不得已选择了气管切开。但是这反倒增加了父亲的痛苦。

是什么让父亲希望以这种方式告别？是脆弱吗？

不！

我明白这并不是生无可恋，而是在没有止痛药物的支持下，癌病持续性的疼痛能摧毁任何一个意志坚强的个体。

病人自杀的例子在中国很多，他们因为疼痛得不到缓解而生不如死。"11 例有自杀意念的患者有各种因素的共同作用，81.8% 的患者由于疾病本身带来的痛苦，36.4% 因心理原因，63.6% 因缺乏社会和家庭支持，54.5% 因医疗费用，18.2% 因其他原因。"[①]（李世林，2013）

有没有能够在医院普及对癌症末期病人舒缓性的服务，让他们能够更容易拿到止痛药，以此提高他们的生存质量呢？

（二）死亡焦虑与灵魂归处

故事：几乎每天傍晚，在病房的楼下都会有些手推车经过。可以清晰地看到推车上黑色塑料袋里的人体形状。病房里气氛凝重，所有人也都心照不宣。这似乎是一种暗示。这种凝重的暗示就像鬼魅一样缠绕着大家，夜夜入梦。

有一天，父亲突然问我人死后有没有灵魂。就像被锤子砸中了脑袋，我一时答不上话。最终，反倒是父亲安慰我说："你们要好好活着，我（死后）会保佑你们的。"

死亡本身并不可怕，可怕的是，身边的一切都在不断提醒你死亡将要

---

① 李世林. 末期癌症患者自杀意念调查分析［J］. 海南医学，2013（12）.

到来，而此时你自己却不知将要去向何方。

在人被物化的社会里，每个人被看作劳动工具和物质的创造者。缺乏灵性的我们，灵魂将归向何处？这个问题让死亡的话题变得更加凝重。

现实研究显示，有宗教信仰的人比没有宗教信仰的人更能够接受死亡，对死亡的焦虑感亦没有那么强烈。临终关怀就是要创造一个灵性的环境，给濒死之人建立一种灵魂归属的信念。"它要创造一个环境，在这个环境中，用一个适合濒死者的需求和信念的方法使死亡过程的不安可以被舒缓。"（Lynne，2006）

在国内一些肿瘤医院，如目前所建立的姑息治疗中心或宁养院，仅以疼痛舒缓为主，而关于灵性方面的议题，嵌入甚少。医院的管理者容易将灵魂和宗教联系在一起。往往基于对宗教问题敏感性的顾虑，管理层因此作罢。对经常遇到的病患的死亡焦虑和他们问到的灵魂归处之类的问题，医生、护士和家属都束手无策，很多时候单靠病患内心去消化、去构建。

第四节　癌病葬礼之殇

殡葬文化在中国有着悠久的历史传统，儒家文化有机地将殡葬礼仪和孝道结合起来。"子曰：生，事之以礼；死，葬之以礼，祭之以礼。"[1] 从这开始，丧葬祭祀被认为是生者行孝的重要标准，而行孝又作为传统美德中个人处世立命的标准。

"'孝'观念对于中国传统丧葬文化而言，乃属生者之事，而生者在丧葬祭祀中所面对的却是死者，生者与死者经由'孝'观念在丧葬文化中得以沟通。死者通过生者在丧葬祭祀中的孝行，获得死亡的尊严，而生者则通过在丧葬祭祀中对于死者的敬事，更能体认'生死大事'的真实意义。"[2]（李聪，2011）

---

[1] 出自《论语》，孟懿子问什么是孝，孔子曰："孝就是不要违背礼。"后来樊迟给孔子驾车，孔子告诉他："孟孙问我什么是孝，我回答他说不要违背礼。"樊迟曰："不要违背礼是什么意思呢？"孔子曰："父母活着的时候，要按礼侍奉他们；父母去世后，要按礼埋葬他们、祭祀他们。"

[2] 李聪．"孝"观念在中国古代丧葬文化中的演进［J］．社会科学战线，2011（6）．

于是，丧葬礼仪也就具有了超出死亡处置的意义。近现代研究中国丧葬文化的学者的著作，如徐吉军、贺云翱的《中国丧葬礼俗》、罗开玉的《中国丧葬与文化》、南川的《死文化》，还有王夫子的经典代表作《殡葬文化学——死亡文化的全方位解读》等，都揭示了这一道理。

丧葬礼仪之本义是使死者安息，生者安详。而一些庸俗化的民间葬礼，吹拉弹唱，雇人哭丧，比场面，斗面子，丧失了丧葬礼仪中缅怀逝者和寄托哀思的意义。死者不得安息，生者又何以安详？

♡ 一 最后的冷漠

故事1：在一些地方的文化习俗中，人们对死亡充满禁忌。谁家盖了房子，谁家娶了媳妇，就连谁家的母猪生了小猪，都不宜参加葬礼。尤其是病死之人的葬礼，老人、小孩和病人等皆不宜参加。父亲下葬出殡的那一天，村里来的人不多，就连平时关系很好的邻居也都避而远之，这也是父亲一生当中最后的憾事吧。

农村本应是有人情味的地方。但人情如水，冷暖自知。从此，我的心灵像是蒙上了一层纱，似乎看透，又似乎看不透。有一次，邻居的儿子在外面犯了事，打电话求我帮忙，我婉言拒绝了。我知道，在我自己的内心世界里，因父亲的葬礼，种下了不少怨愤的种子。

故事2：我带着父亲的骨灰从殡仪馆回来的路上，母亲专门打电话告诉我，按村里的习俗，在外面病逝的人的骨灰是不能带进村子的，要直接送到山上去安葬。

电话中我十分不愿意，因为能够回家看看是父亲最后的愿望。父亲生时不能够完成这个心愿，父亲走了，我渴望能够完成他的心愿。

回到村口，我正准备忤逆长辈们的交代时，却被早已经在那里等候的阿伯截住了……

在安葬文化中，人们对"横死①"充满禁忌。"得病无医而夭亡"被视为九大"横死"之首。因此，对于病逝的癌症病人，人们的恐惧多于怜悯。

---

① 横死，指遭遇意外而死亡。

旁人在议论，"尤其是那些死于恶性病的，那些肿瘤、肝腹水，什么什么病，他死掉了，其实他一死掉，他组织首先就已经烂掉了，所以他死掉以后，就有尸毒、尸气。这个尸气就会排出来，其实就是一种细菌，这种细菌会跟随你的呼吸到你的身体里，所以可能你会好几天都不舒服。""回去后一定记得要用艾来洗洗""骨灰不能进村"……还有亲属不断在旁边提醒我，"别忘了给来做工的人彩头钱"。

作为每一个生命最后终结的一种方式，死亡本是再正常不过的事情。对每一个生命的离去，都应该有足够的尊重。但在一些落后庸俗的文化中，却建构了"横死"的概念，并赋予了它恐怖、不祥、晦气还有报应轮回的意义。

葬礼上，亲者，勉为其难；疏者，避之大吉。

多数人的恐惧，让更多的人变得冷漠。本已难安的伤痛，此刻，再也无法被修复。

我似乎看懂了人情世故。在父亲走的那年，我对人开始变得冷淡，对所谓的情义不以为然。多了点头之交，少了真情相向的朋友。在很长的一段时间里，我害怕亲密，因为过往所谓的亲密关系，似乎没有能够让自己更有安全感。这或许就是为什么我在读研究生的过程中，始终无法进入各个朋友圈子的原因吧。

后来，我似乎又开始看不懂了。不懂的是因为什么让来帮忙处理丧事的人冒着晦气和被传染的危险来协助我们度过生命中的这一艰难时刻；不懂的是后来我结婚生孩子和在老家建房子，村里人奔走相贺；不懂的是现在每次回到农村老家，老人们像父亲一样叮咛我如何注意身体和照顾孩子……

我想，这是因为在完成这个研究的过程中，我逐渐看清楚了一些东西，也放下了一些东西。在回顾当初的彷徨和怨恨当中，找到了释然之路。

♡ 二 表演与较量

故事：父亲的葬礼简简单单，并不"风光"，因为长辈们说病死和中年夭亡不是什么风光的事，得低调、简单操办。尽管葬礼简简单单，但像看日子、拉罗盘、做法事、买纸扎……各种花费最终算下来也差不多要两万元。

葬礼上，反倒是村里主持做法事的现场人员有意无意地调侃，"这骨灰盒太便宜""纸扎太小"……冷漠的嘲贬成为我的心头刺。

丧葬本身是一种孝义的体现，儒家把养生送死等量齐观，"事死如生，事亡如存，仁智备矣。"① 然而，庸俗文化将丧葬异化成一场表演和"政治"较量。

自汉唐后，厚葬之风日盛。"在当时那种历史氛围中，'世俗轻愚信祸福者，畏死不惧义，重死不顾生，竭财以事神，空家以送终'② 丧家送死必须超负荷操办，不弹尽家财就会背上不孝的罪名，为人不齿。"③（卢昌德，1996）

与厚葬相对应的薄葬往往会被贴上不孝的标签。被厚葬绑架了的孝义，成为古今中国老百姓的负担。不少家庭因葬致贫，为了要举办一场隆重的葬礼，不惜变卖家产，甚至不惜去借高利贷，以彰显孝义。

被歪曲的孝道，重死不重生。正如汉代《盐铁论》一书指出："今生不能致其爱敬，死以奢侈相高；虽无哀戚之心，而厚葬重币者则称以为孝，显名立于世，光荣著于俗，故黎民相慕效，至于发屋卖业。"基于职业观察，很多老人生前得不到子女妥善的照顾，反而在去世后，子女大肆操办葬礼的大有人在。

所谓的"厚葬＝孝道"，有时候不过是"不孝"子女的"遮羞布"而已！

厚葬，除了被用来彰显"孝义"外，还被用作宣告家族地位、权势和财富的工具。

张亮采先生认为，宋代"厚葬之俗，较唐前尤盛。士大夫罕有斥其非者。"只是厚葬已从随葬丰厚向奢侈的丧仪发展并且程序化，具有表演的

---

① 出自《中庸》。
② 出自《论衡·薄葬》。
③ 卢昌德. 中国丧礼的形成与厚葬的关系［J］. 信阳师范学院学报，1996（1）.

性质，同时还有僧道的介入，使丧葬花费很大，这种"美观"、炫耀的孝行是"对一个人（或家庭、家族）的财富、社会地位、家族势力、人情厚薄及个人能力等的一次综合检验。"①（吴志凌，2007）

中国现代作家如巴金、老舍揭露了中国人"有钱的真讲究，没钱的穷讲究"，批评对繁文缛节的重视，主张节用、节葬。当代作家赵树理在《福贵》一文中描写了福贵在母亲故后，买棺材，请阴阳先生，央人送葬，缝制孝服，请人吃喝，因此欠下沉重的债务，批判了丧葬的"奢靡"陋习。（吴志凌，2007）

庸俗的丧葬文化直接推动了这场表演和"政治"较量。而操纵这一文化的，则是一个庞大的利益群体——看日子的、看风水的、看罗盘的、抬棺木的、做法事的、演出的、做酒席的、卖扎纸的……数不胜数。碍于孝道和面子，这一系列的买卖和服务往往都是一口价。在巨大的利益推动下，利益群体无比默契，做法事的会交代主家定做两层洋楼模型的扎纸，扎纸的很有默契地将"纸洋楼"做得金碧辉煌，抬棺木的自然另外预备了抬"纸洋楼"的担架，当然，这一切都会被列入收费清单。

在农村，肥水不流外人田，这一系列的服务和买卖，或者说"核心"的服务（看罗盘、看风水、做法事）和买卖（扎纸），往往都是通过家族式经营来实现的。家族式的经营模式，让农村"小社会"的殡葬服务环节显得更加默契。这些家族在当地逐渐成了安葬文化的话语主导者，通过控制安葬过程中的流程和仪式，进而获取巨大的经济利益。

三 为什么不是天堂

故事：在父亲去世后，我每个月都会回老家一趟。除了看望奶奶外，便是到父亲的坟前烧香烛和纸钱。村里看见了，虽然没有当面说什么，但过了一段时间，母亲从东莞打电话给我，隐晦地说父亲已经升天成仙了，支支吾吾地让我不要再去坟前烧纸钱……

---

① 吴志凌. 事死如生——丧葬文化与新时期小说［D］. 湖南师范大学硕士毕业论文，2007。

父亲去世后，我们一直被"轮回①之苦"的说法困惑。因为听说"病死"和夭亡的人一定要给他们做法事，不做法事是不能轮回投胎转世的。来不及悲伤的母亲，坚持请了村里的"殡葬家族"做了法事。

"轮回"的说法源于佛教，是一种对死亡灵魂归处的解释。这种说法认为每个人死后都要下地狱接受审判和轮回转世。直到今天，在我重新审视自己的时候才发现，一直以为不信鬼神之说的自己，其实在内心深处，早已经被文化植根了"鬼神"的说法。聪明的母亲，构建了天堂来安慰她的儿子。而在我的内心，却是走不出的地狱。

在很长的一段时间里，即便我用最传统的方式——烧香烛和纸钱来祭拜父亲，却怎么也摆脱不了对父亲"病逝"和"夭亡"要接受轮回之苦的焦虑。

参 考 文 献

［1］阿雷恩·鲍尔德温等．文化研究导论［M］．陶东风，等，译．北京：高等教育出版社，2004：275.

［2］郝永华．《疾病的隐喻》与文化研究［J］．集美大学学报（哲学社会科学版），2008（4）.

［3］王老板．摘自豆瓣网"王老板日记"，责任编辑赵蕾，文化休闲，http：//www.douban.com/note/202464352/.

［4］［美］凯博文．痛苦和疾病的社会根源［M］．郭金华，译．上海：生活·读书·新知三联书店，2008.

［5］梁鸿．试论中国农村社会保障及其特殊性［J］．复旦大学学报（社会科学版），1999（5）.

［6］中国改革网，回眸：92年市场化医疗改革，http：//www.chinareform.net/show.php？id=10289.

［7］金永红．是谁造成了过度医疗［N］．健康报，2005-07-01（3）.

---

① 轮回又称流转、轮转、生死轮回，意思是众生死了又生，生了又死，生死不已，像车轮一样转动不停，循环不已。（资料来源：百度词典）

［8］贾品荣．制度缺陷导致医疗卫生资源配置不公［N］．中国经济时报，2007-12-31（5）．

［9］张秀民等．医护人员化解患者"弱势心理"刍议［J］．求医问药，2013，6（11）．

［10］林思楷．叙事医学与医疗专业［J］．长庚医疗，医疗时论，29（7）．

［11］张晓林．看"病"还是看"人"? 中国社区医师，2005（14）．

［12］卞维芹等．对医院限制病人陪护问题的思考［J］．第一军医大学学报，1995，15（4）：316．

［13］林思楷．叙事医学与医疗专业［J］．长庚医疗，医疗时论，29（7）．

［14］Lynne Ann DeSpelder．生命教育——生死学取向［M］．黄雅文，译，台北：五南图书出版公司，2006：2．

［15］李世林．末期癌症患者自杀意念调查分析［J］．海南医学，2013-12，24（23）．

［16］李聪．"孝"观念在中国古代丧葬文化中的演进［J］．社会科学战线，2011（6）．

［17］卢昌德．中国丧礼的形成与厚葬的关系［J］．信阳师范学院学报，1996（1）．

［18］吴志凌．事死如生——丧葬文化与新时期小说［D］．长沙：湖南师范大学，2007．

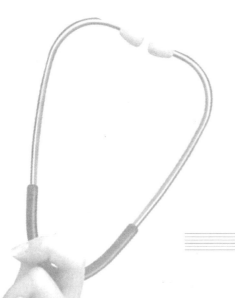

第五章

新故事：父亲与我

我们无时无刻不在为自己寻找出路，以各种行动方式去诠释生命的意义，寻求合理化的解释。

人在说故事，故事也在说人。自我生命叙事的过程就是自我疗愈的过程，在这一过程中，我察觉到了故事在变化，并给自己带来了源源不断的力量。

——笔者

在这一章的开头，我不由回想起和列小慧老师的第一次谈话。[①]"在父亲眼中你是怎样的？""父亲在你眼中又是怎样的父亲？""你和父亲的那段往事对你来说又有怎样的影响？"……

我一直问自己，除了流淌的血液外，还有什么东西让父亲对我的影响如此之大？在四年多的自我疗愈历程中，我试图重整对父亲的记忆，重整那段刻骨铭心的伤痛故事，同时也重整自己。唯有故事，一些被忘却或是被忽视了的故事，才能更好地还原父亲，去除业报的阴霾；才能让我看透伤痛，沐浴阳光和呼吸到新鲜的空气。这四年多的时间里，是父亲与我同在，伴随着故事，不仅给了我写下去的勇气，也给了我生活下去的信心。

第一节　我的父亲

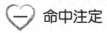 命中注定

1958 年农历五月初二的寅时，周围一片漆黑，在广东省廉江县的一个小乡村，经过四个昼夜的折腾，一个农民家庭最小的儿子终于在村子外的围界呱呱坠地，这个婴儿就是我的父亲。用父亲的话说，似乎一切皆是命中注定，"母亲难产四天五夜才生我出来，我不是在屋里生养，而是在村外的围界接生，所以我从小注定痛苦贫穷。"

祖父曾是当地有名的读书人，年轻时以教书为业。因为在民国时期被举荐当过当地的保长，因此在新中国成立以后，受到批斗和排挤，终不得志。尤其在知识分子得不到尊重和政治斗争最为激烈的时候，在大会、小会上祖父被列为反派的活教材，受尽屈辱。但因为祖父平时为人不错，十

---

① 见第一章第一节的第一部分"从一篇日记说起"。

里八乡广有贤名，周围村子的人联名，祖父这才被保了下来。此后，祖父学会了沉默、忍耐和安贫乐道。父亲在家谱中评价祖父道："我父钟茂康，生前性格：有时说话夸张：这个蛤（蟆）有岭仔（小山坡）大，这只蟹同岭大。个性沉默少言。总的来说心地很善良。"

在我小时候的记忆里，祖父沉默寡言，不苟言笑。印象里的祖父，在他的晚年再也没有拿起过书，只是把它压在了箱底。书对祖父来说是一种怎样的感受，我想我已经很难体会到，这或许是一种遗憾，是一种对家庭的负罪感，又或许是一种压抑。但又记得小的时候，每每我们这帮小孩调皮不爱读书时，他总爱握拳屈指敲我们的脑门。哎呀，那叫一个疼啊！对我而言，祖父给我的深刻记忆就是，小时候送了我人生中的第一支圆珠笔。

祖母小的时候在广州湾（今天的湛江）长大，后来回到农村跟了祖父。祖母一直是个非常善良、勤劳的人，从不与人争辩，逆来顺受。父亲这样评价祖母："我母亲性格过于善良，为人刻苦勤恳。非常关心别人（的）事（情），但由于生在社会过渡（度）时期，困难是理所当然（在所难免的），是天下（最）善良（的）人。"

这样的一个小家庭，在阶级斗争为纲的政治社会里注定是要吃亏的。除了做反面教材外，还在集体开会时不允许发言；大公社时期分粥被克扣；子女上学明明成绩非常优秀，却不能被推荐读书……

父亲就是在这样的背景下长大的，用父亲的话说："你不强硬，别人就会觉得你好欺负，就会不断欺负你。"我想，我开始明白父亲为什么会如此强硬。然而出生于书香之家的父亲，年幼的时候却偏偏喜欢上了习武，以至于到后来走上了他的江湖之路。

二 "石头佬①" 和他的江湖

写到这一段的时候，是我最犹豫的时候。在过去的很多年里，我一直

---

① 父亲的外号很多，他最喜欢的是"石头佬"这个名号。在很长一段时间里，父亲以"卖石头"为生。所谓卖石头，就是父亲会在周边各县市区赶集的时候，在路边捡几块奇形怪状的小石头，然后摆上地摊，谁家需要辟邪、需要保护，自行来购买，价格由买方随便出。久而久之，"石头佬"的名号在周围几个县市很是响亮。

读不懂父亲和他的江湖，曾无数次和父亲顶撞。我想，或许只有用父亲在晚年病中所撰家谱里的"江湖记"，才能更真实地还原父亲和他的江湖。

江湖记①

钟　建

打小志短人穷、文化低微，从9角（毛）钱上学，直到初中没有毕业流入社会，乱出（七）八糊（糟）。整天无事可做，12岁已专学拳脚工（功）夫，17岁已深知武艺，十八九岁开始流入江湖教武。曾参加廉江武术比赛获得特等奖。打人无数、多次受监狱之苦，性格暴燥（躁），到了二十九岁已坐三十次监仓（监牢）。

人到老年心已死。留得清心照汉（汗）清（青）。

总结我这五十多年时应该怎样看待自己，怎样走完人生之路，怎样教育后人好坏之分呢？人生来（到）世（上）本身是好的，为什么我经常作恶学坏呢？皆因贫穷而起。我从小没有温饱过，也没有受到过良好教育，因家庭贫穷所逼而行走江湖，而江湖之中到处是坑。我受尽折磨，肉体上、精神上遭受极大痛苦。但我从十九岁时开始坐牢到二十九岁已入狱三十次。有人问我有多坏呢？但我从来不去偷、不去抢、不去杀人。

我知（之）所以学坏，家庭、父母、兄弟也应有责。父母穷得连粥饮（水）食不上，兄弟大姐（兄弟姐妹）也没有力量，黄牛过水各顾各。那（哪）知我的痛苦人生。我前世的痛苦永远尔（弥）补不了。

——2010年秋

小的时候，父亲的江湖在我的眼里是矛盾的。用母亲的话说，他要不就是与一帮"猪朋狗友"喝得酩酊大醉，要不就是"石头佬②"行侠仗义。这几年，我不断尝试跳出"成见"去理解父亲和他的江湖。

因为家庭的困苦和社会的排挤，父亲无法通过读书来寻找他人生的出路。不屈服的父亲，少年的时候选择了习武。我曾问过父亲，为什么那时

---

①　在发现父亲患病的三年前（2007年），我到广州读书，母亲、姐姐和弟弟也外出打工，父亲一人留守在老家。父亲开始戒酒和戒赌，并继续潜心练习毛笔书法。以上关于父亲对自己、对祖父母的评论，均摘自父亲在患病时（2010—2011年）所撰的家谱。

②　我小的时候常常会在父亲的口袋里发现剪切下来的报纸，不是哪个被欺负了，就是谁家被打、砸、抢，往往父亲会在报纸一角写上"我石头佬来帮你"。

候喜欢习武？"武术让自己强大起来，别人就不敢欺负你。"所以，对于父亲而言，武术是他的尊严。

父亲总会对年轻的时候获得过廉江市武术表演特等奖、到过澎湃的故乡"海陆丰"以及"海南"等地"教馆①"的事津津乐道。当然，也正因为"教馆"，才有了父亲29岁前30次的牢狱之灾。那个时候，限制社会流动，父亲没带身份证住店被抓，携带软鞭乘车被抓，街头表演空手劈砖被抓，街头聚众授徒被抓，喝酒出事被抓，对付来"踢馆"的被抓……

因为这些，父亲也尝尽了苦头。第一段失败的婚姻，还有一个夭折了的孩子，让父亲内心充满愧疚，然而却从未曾向我们流露过半分。只是记得我小时候在父亲酒醉的时候，父亲会说自己还有一个大儿子，在父亲的潜意识里，多么希望那个孩子还活着。

以教武术为生，致使年轻的父亲撞得头破血流。父亲在与母亲结婚并生下我大姐后，不再以教授武艺为生。所以在我的记忆里，再也没有见过父亲真正动武，除了有一次他忍无可忍教训了村里的恶霸之外。

或许因为像足了父亲，小的时候我也是出了名的"调皮捣蛋"，不是今天把邻居家的孩子打伤，就是明天和同学狂抓，每天都有不同的伤疤。有时候打输了不服气，跑去叫父亲，让他教自己武术，反倒被父亲用绳子吊了起来。"学武不是用来打架的""学武首先得有武德"，我小时候一直不明白父亲这些话，还不屈不挠地说"人不犯我我不犯人"，结果当然是继续被吊着。

那时候不理解父亲这么能打的一个人为什么在村里人寻衅滋事的时候处处忍让。记得小的时候，村里"文昌庙"的捐款箱被盗了。村里的一个神棍以"公出身②"的名义诬蔑说是父亲偷的（因为父亲看不惯那人在村里装神弄鬼，曾当众指责过他，神棍因此记恨）。被气炸了的父亲，没有以武力解决，反倒报了警。派出所来调查，结果戏剧般地查出是那人的小儿子偷的钱，反过来诬陷我父亲。因为恶意诬陷，那人被抓起来后关了几个月。那时年轻的我问父亲为什么不揍那家伙。父亲回答说"都是同村的

---

① 开馆，教武术。
② 广东话，当地迷信习俗，请神上身。

兄弟，能忍则忍"。

后来，父亲开始研究中医和跌打损伤。因为曾祖父曾是周边有名的中医，留传下来不少偏方和医书，父亲便开始拾掇起祖辈的手艺，同时四处访学，学习针灸、跌打损伤还有各种疑难杂症，从而开始了江湖郎中悬壶济世的人生。

行医三年，父亲自学独立完成了近万字的"中医四诊八纲论文"，还有几十种疑难杂症治疗偏方的手抄本。

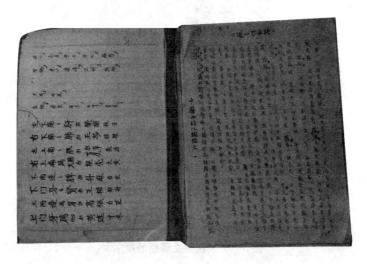

图1　父亲的中医四诊八纲论文

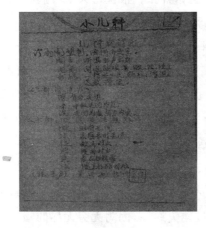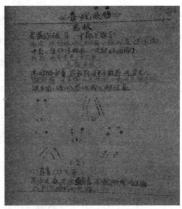

图2　父亲的疑难杂症手抄本

当我看到这本近万字的工整的软笔字论文，还有厚厚的疑难杂症手抄本，真不敢相信这些居然是初中没有读完的父亲的作品。父亲从习武到行医，这样的转型不知需要多少毅力和勇气。

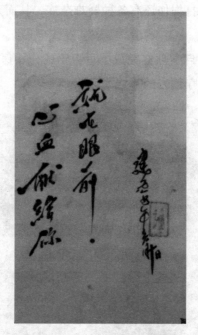

图3　父亲在论文最后的题字①

1984 年，父亲在遂溪县洋青镇的医馆开张，很快每天来看病的老百姓便排成了队。父亲自己立下规矩，来看病的人再多，每天最多也只赚49 块钱（那时候，当地一个普通小学老师的工资不到 70 块钱），多一分不要，超了就不收费，每天看完为止。后来问父亲为什么这样，父亲笑而不答。一时父亲在当地名声大作，每天都有远路赶来看病的人。父亲也达到了年轻人少有的辉煌，有了村里的第一台三洋电视，第一台摩托车，第一台照相机，还自己建起了房子，给爷爷奶奶的房子铺了地砖……。

但名声响不一定都是好事。很快，也招来了地痞流氓来闹事。早已退出"江湖"的父亲，一直隐忍不发。有了姐姐以后，父亲对第二段婚姻和孩子更加重视。俗话说，"强龙压不过地头蛇"，因为无穷无尽的骚扰，最

---

①　图中文字为：心血献给你，就在眼前。

终医馆关张。

受挫的父亲心灰意冷，带着一家子回到了村里，只在平时赶集的时候，到周边圩镇摆摊看病。但父亲没有忘记治病救人，在我小的时候，村子路口的207国道修得崎岖，经常会出交通事故。有一次一辆大货车和小轿车相撞，死了好几个人，血肉模糊。很多人听了都害怕，父亲听到消息后，马上跑到村口，因为他懂得一些跌打医术，据回来的邻居说父亲还救下了一个人。

"人在江湖，身不由己"，这是父亲常常挂在嘴边的一句话。雷州半岛历来民风彪悍，说不清楚父亲在游走各圩镇行医的时候又遇到了多少歹人，见到了多少不平事。不久，"石头佬"的名号便响遍了当地，那是父亲以另外一种方式回到了"江湖"。

所谓"石头佬"，就是父亲会在周边各县市乡镇赶集行医的时候，在路边捡上几块奇形怪状的小石头，然后摆在地摊上。谁家需要辟邪，谁家受欺凌需要保护，谁家有收不回的烂账，就自行来购买，不强迫，价格由买方随便出。久而久之，"石头佬"的名号倒是十分响亮。再到后来，父亲或许觉得行医已无法实现他心中的理想，也就成了纯粹的"石头佬"。

我小的时候调皮，总爱翻看父亲的箱子。父亲喜欢把报纸上的一些不平事剪下来，还会在上面写下自己的一段话，这段话的最后经常会看到这么一句"我石头佬来帮你。"他还会把一些在外面闯荡时见到的不平事写下来，记在本子上。如今回想起来，我从事社工行业，也许和父亲的那一段经历有关，和"石头佬"也不无关系。

"石头佬"就像个独行侠，朋而不党，独来独往，游走四方。在别人面前，父亲也特别喜欢用这个代号介绍自己。在父亲看来，这不仅是他的自由职业，还是他的荣光。

当然，"石头佬"也有为难的时候，如别人的烂账收不上来的时候，还有就是自己身无分文的时候。记得父亲说过，有一次帮别人催债，到对方家磨了很久，对方最后把自己家里正煮的午饭端上来，是一锅平常人家用来喂猪的"麦皮"，里面有一些发黑了的大米。父亲给自己留了点车费，然后把身上剩下的钱都给了那一家人。父亲说谁没有困难的时候。

"石头佬"的理财观念很差，每次都要等出门了才发现口袋里没有钱。

出门没钱坐车怎么办？父亲总会去向邻里借一些，等帮别人处理完事情得了彩头，就会第一时间把邻里的钱还上。父亲说，"有借有还，再借不难"，事实也是如此。一直到我读中学，父亲始终以"卖石头"为生。每次我离家去上学，父亲总会多给我一些钱当伙食费。而我则把这些钱夹到家里书桌上的书本里，故意在他面前放好。久而久之，"石头佬"少了出门借钱的尴尬，这成了我们父子俩最甜蜜的默契。

直到我上大学时，父亲说自己老了，要蓄须。我问他为什么，父亲说哪个书法家没有特点的。父亲开始拾掇起年轻时候写得一手好字，在老家潜心练习起毛笔书法。逢年过节，家里的春联，就成了父亲的用武之地。像"虎啸威声远，龙腾海浪高""昨日苦多未敢忘，今朝幸福需珍惜""人美好人人美好，事必成事事必成"……这些都是父亲最喜欢的对子，意味深远。

长须飘飘，再别江湖，至此，"'石头佬'和他的江湖"的故事全剧终。

要问父亲对我人生影响最大的部分是什么，我想"'石头佬'和他的江湖"算得上是父亲一生中留给我最深刻的印记了吧。我小时候不理解他与之对抗的事情，长大以后反倒是觉得为人处世最应该做的，就应该像父亲和他的江湖——对不公的反抗，对丑陋的摒弃，对弱者的同情，对家庭的关爱，对生活的坚守，对事业的执着，对世事的变通。这些就像父亲的原生家庭影响着他走向江湖一样，也影响着我走向了公益。有时候我在想，这算不算也是冥冥中自有天定呢？

♡ 三 印象父亲

"'石头佬'和他的江湖"只是父亲人生的一个缩影。印象里的父亲除了"石头佬"的侠肝义胆外，生活里每时每刻都在努力地做更好的自己。

孝义传家。到上了初中后，我和弟弟的个子都长高了不少。每次放假在家的时候，父亲要求我们做的唯一一件事情不是学习，而是每天早上起来给祖母挑水。这个要求逐渐变成了我们兄弟姐妹的习惯，一直延续到我上大学。父亲在用他认为最简单的方式来教育我们要行孝，而不是去"表演"孝义。这就是父亲的教育，简单而不需要言语的行动。父亲医书里夹着的手札写得同样简单而直接。

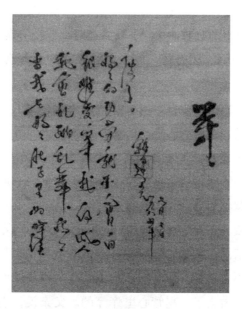

图4　父亲的手札——等①

年轻时候游走江湖的父亲，最忘不了的就是行孝。当祖父病逝，穷困潦倒的父亲无能为力，免不了惹来兄嫂的闲言碎语。从来没有见过父亲流泪，哪怕面对癌症病痛的一次又一次折磨，但那一次，在漆黑的夜晚，父亲一个人偷偷地躲在屋外的墙角哽咽，就像今天的我，这成了父亲一生的痛。

忠信立世。在很多亲戚邻居的眼中，父亲"爱"借钱。其实，用"爱"借钱来形容父亲并不真实，谁如果有钱会"爱"借钱呢？毕竟在熟人社会里，借钱是"损面子"和"伤感情"的事情。不痛不痒的术语"中年危机"，相信只有经历过它的父亲才能够真正感受到面对它时的彷徨。一个农民家庭，三个孩子同时读书，压力难以想象，我一直不明白父亲是怎么挺过来的。周末给我们姐弟三人补充营养得赊账、周日我和姐姐

_____

① 父亲的手札——等：当我在妈妈的肚子里等待，我会乱跳乱舞，妈妈很难受，等我们成人了，妈妈的功劳就不会白废（费）了。

要回学校得借伙食费、周三弟弟交书杂费得借……怎么也想不明白，这么没脸面的事情父亲是怎么做到的？更觉得父亲说的"借钱也是一种学问"不可理喻。

当整理父亲遗书的时候，我似乎开始理解了"爱"借钱的父亲，"军全700元，满老师300元，猪肉档76元，铺仔34元，鸭肉档107元……"最后一句"记得要还！"

在父亲走后，我凑足了钱，挨家挨户去还债。除了感谢外，我问他们为什么一直愿意借钱给父亲。邻居的回答让我真正理解了父亲说的"借钱也是一种学问"的道理，也才真正读懂了父亲的守信。邻居说："你父亲爱借钱，但从来不赖账，有拖无欠，到有钱的时候他一般都会多还些，说是当利息。都是叔伯兄弟，谁没有难的时候。"

生性不羁爱自由。记得我小时候最开心的就是和父亲一起去池塘钓鱼，享受山间的清风、垂钓时的等待和收杆时的激动。长大了些后，因为村里人说钓鱼是不务正业、游手好闲的人才干的事情，我似懂非懂，碍于面子，就开始不跟着去了，尽管心里痒痒的。父亲说，别人说别人的，自己干好自己的就行，钓鱼同样也是正事。

一直都难以理解钓鱼为什么同样是正事，我现在回想过来才能真正领会他的意思。一个人要去除羁绊，不受别人冷言冷语的影响，维护自己的自由，需要多大的勇气！我想父亲就是这样以身作则地教育我们，影响我们，让我们学会享受属于自己的那份自由，而不是生活在别人的评价里。

知识是钱买不到的。20 世纪 90 年代末，正是中国制造业最兴旺的时候，小乡村也掀起了轰轰烈烈的打工潮。不少家庭举家外出到珠三角打工，赚了钱回到村里都建起了小洋楼。看到别人家都建了新房子，年少的姐弟三人就来央求父亲："爸，我们也建新房子吧。"父亲回答说："房子什么时候都可以建，但书不可以不读，只要你们读好了书，以后有的是房子住。"

父亲看不惯那些连初中都没让孩子读完就赶孩子出去打工赚钱的父母，所以也就不愿意和他们来往。"知识是钱买不到的""今天这个社会，你不读书就要落后"，就连父亲重病在床的时候，也不忘一直叮嘱我要好好复习，一定要继续读书。

做得多，说得少。 2011 年的 5 月，有一次我讲完课赶回家，没见到父亲，就问母亲父亲去哪了？母亲支支吾吾地不说。不久父亲撑着拐杖回来了，鞋上还带着泥巴，什么话也没说。后来，父亲去世后去给父亲找墓地的时候才知道，原来那一天父亲就是上山给自己找墓地去了，他是担心我们还年轻没法处理这些事情。我一直不敢想象是什么让父亲承受着身体和心理巨大的痛苦，自己一个人上山去找墓地。

在父亲去世后，我回老家整理父亲的遗物，看到家里抽屉的钥匙、各种证件还有父亲撰写的家谱，都被父亲放得好好的……每每回想起这些，我热泪盈眶，除了揪心的痛，还有就是感觉到父亲一直就在我身边，感受一直被父亲庇护的温暖。

对生的渴望，对死的坦然。 住院期间，父亲的努力和坦然感动了医院里的医生和护士。在医院最后的日子里，做化疗是件很痛苦的事情，尤其在父亲刚刚做完气管切开手术不久，化疗后的干呕反应，更是加重了这些痛苦；他两边手臂的血管针孔密密麻麻，已经无法静脉注射了，针只能打在手指和脚上……父亲就是这样一直努力地与癌魔做斗争。即便最后医生说所有的办法都用完了，父亲依然面带微笑，只是用笔和纸写下希望安详点走的愿望。最后，父亲做到了，他走的时候依然面带笑容。

……

亲爱的父亲

我想你了

想念你的微笑

怀念小时候傍晚你回到家门口蹭蹭的脚步声

忘不了你的叮咛

惦记着你的嘱托

……

在远方的你

还好吗？

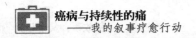
第二节 我和我（I and Me）

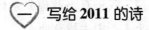 写给 2011 的诗

我的 2011

讨厌的 2011

是你带走了我的父亲

是你给我们带来太多的苦难

在漆黑的房间

每一次与你相遇

总是彷徨

总是受伤

摆脱不了你的纠缠

生活黯淡无光

我当如何走下去

……

很久

很久

生活没有给我答案

旁人没有给我答案

直到有一天

我开始知道

我得自己找到答案

当某天

父亲的手书摆在我面前

我开始尝试去打开它

去面对

……

撕心裂肺的故事
咂不出阳光
我渴望阳光
所以我努力地追寻阳光
在房间里
我跌跌撞撞
一阵猛抓
猛拉
分不清是窗帘
还是台布
只知道扬起的灰尘
呛得我透不过气来
咬咬牙
坚持着
还好
没放弃
某天
某人路过
在外面告诉我
里面没有你要找的阳光
我问哪里有阳光
只听到那人笑了笑
仅仅是笑了笑
我困顿了
似乎明白了
似乎又不明白
我开始学会静下来
然后慢慢地摸索
终于
我摸到了窗户

一扇被枷锁钉死了的窗户

咬咬牙

扒呀扒

终于扒断了木板的一角

原来

这里就有阳光

那个兴奋啊

于是我不顾一切地继续扒

估计是累了

才发现

指甲布满了血

隐隐作痛

我尝试让自己从兴奋中冷静下来

准确地说

是体力不支

让自己从兴奋中冷静了下来

环顾四周

原来

房间里就有锤子

就有凿子

就有手套

哈哈

而且所有的工具似乎都刚刚好

没错

都刚刚好

……

枷锁的木条被一块块凿开

光越来越亮了

越来越亮了

眯着眼往外看

原来我一直就在河边

就在河边

一阵清风

伴着花儿的清香

房间里的灰尘也被搅动

这是久违芬芳

忍不住多吸了两口

然后继续开凿

直到房间里充满了阳光

低头凝视

原来2011被画在了房间墙角的时间轴上

再次闭上眼睛

我看见了那个畏缩在墙角的年轻人

"您好"

我轻轻地叫了一声

他抬头看了看我

"我是钟耀林，怎么称呼您"

他站了起来

拍了拍身上的土

"您好，我也叫钟耀林"

就这样

我们开始腼腆地对话

……

再后来

也不知道谁说

"外面的风景不错啊"

"一起出去看看吧"

……

二 写给苦难的感谢信

苦难（先生/女士）：

您好，好久不见！

想了好久，也写了好久，才完成给您的信。

为什么呢？

因为，在很长的一段时间里，我没法读懂您，又怕旁人嘲讽，所以唯有悲伤自悯。原来写给您的信都是充满了怨恨，不过您放心，那些都被我撕掉了。只是想向您说声"对不起"。

现在，我学会了放下，所以才真正读懂了您。

是您教会了我何为生，

也是您教会了我何为死。

是您教会了我如何看待生命，

也是您教会了我坚强。

是您让我更懂得亲情的宝贵，

也是您让我知道友谊的无价。

是您告诉我人生无常，应该珍惜当下，

也是您让我学会从困境中站起来。

是您让我更了解自己，

也是您让我知道自己需要改变。

是您让我知道自己身受束缚，

也是您让我学会了如何从不同的角度看待问题，获得解脱。

是您让我从对父亲的依赖中走出来，

也是您让我学会坚强独立。

是您给我带来了考验，

也是您让我更懂得生活。

……

总之，谢谢！

您的朋友

2016 年 2 月 22 日

三 做更好的自己

我，钟耀林。

为有这样一位父亲而自豪；

我将不再惧怕那些伤痛的情景，从容面对；

我可以从癌病的阴影中走出来，乐观生活；

我将更积极地面对身体的不适与寻求治疗；

我将更珍惜当下，爱护我的亲人和朋友；

我将秉承父亲的遗志，做一个对社会有用的人；

我立志不断完善这一研究，希望能够帮助到更多有需要的人。

宣誓人：钟耀林

2013 年 7 月 9 日（于 2016 年 2 月 22 日修正）

第六章

叙事自我疗愈：概念提出与行动程式分析[①]

在"本土化"叙事治疗过程中，内忍内倾的民族性格，让我们看到通过自我叙事实现自我梳理生命历程、自我疗愈的可能性。

---

① 本章大部分内容转引自笔者论文，钟耀林. 重写生命故事之美：叙事自我疗愈的行动程式分析 [J]. 社会工作与管理，2015（4）：42－49.

并非所有的人生故事都是正向的，而有问题的故事，会把人囚禁了起来。

作为西方后现代治疗学派的典范，叙事治疗法主张重新审视故事，把问题与人分开，通过问题外化、剖析故事背后的话语权、寻找遗漏的故事片段来重构生命故事。

当笔者尝试应用这样一套治疗方法来实现自我疗愈，一条通过自我叙事从而实现自我梳理、自我疗愈和自我完整的路呈现在了眼前。

总结整个研究过程，提出叙事自我疗愈的概念及分析其行动程式，探析个体如何通过自我觉醒、外化问题、寻找遗漏片段、自我对话与演绎，从而重写生命故事，这就是本研究的主旨。

第一节　叙事自我疗愈概念的提出

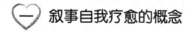 叙事自我疗愈的概念

叙事治疗为改写生命故事提供了可能。我们在反思越来越走向治疗取向的西方社会工作时，对"诊断—治疗—评估"这一医疗服务模式所带来的药物、技术和专业依赖有了更多的警醒。自我疗愈更适合于隐忍内倾、追求内在超越的传统文化性格。那么，在我们移植叙事治疗到中国文化的过程中，有没有可能将两者结合起来。

正如前文中提到的，具有隐忍内倾的性格的人内在的心灵对话很丰富。这种自我对话其实就是自我叙事，更是自我合理化生命故事的解释过程。只要我们掌握一套恰当的叙事方法（叙事治疗师助人自助的使命最终也就是要教会当事人这样一套方法，而不是用这样一套方法"医好"我们的服务对象），就有可能改写有问题的生命故事，也就是说叙事自我疗愈

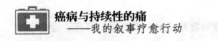

也就有了可能。

因此，我们可以尝试这样认为，叙事自我疗愈就是一套鼓励当事人以自我生命对话的方式来获得内心平衡的疗愈方法。

🫶 （二）叙事自我疗愈的主体

叙事自我疗愈充满主体性。我们鼓励当事人用自己的话语体系进行叙说。或许有人会担心这样会不会陷入过度诠释的陷阱里？其实，这仍是实证主义思维范式在作崇。在叙事自我疗愈中，笔者认为，只要是内心真实的感受，就不存在过度诠释——因为话语权和标准都掌握在了当事人手中。另外，哪怕新故事与所谓的标准和真理偏离，也不需要担心，因为我们要做的不是去推翻这些真理，而是借此反思是谁在利用所谓的标准与真理来操纵和压迫的。通过这样的方法让当事人获得解放，自我增权。

🫶 （三）自由书写与叙事自我疗愈

叙事自我疗愈的形式是自由的。自由书写，乃至疯狂书写都是叙事治疗师们所鼓励的。网络日记、口头阐述、录音……只要你（当事人）喜欢，它们就是叙事自我疗愈最好的方式。在自由的空间里，你可以天马行空，将最真实的自己袒露，无比淋漓酣畅。

🫶 （四）外力与叙事自我疗愈

正如前面在解释"自我疗愈"概念时所述，叙事自我疗愈并不排斥外力（包括与亲友的分享、生活体验、辅导治疗等）的推动；相反，很多时候，在故事发展陷入困境时，更需要某些外在的力量来刺激开启故事演绎的空间。所以，需要说明的是笔者在本研究中探索"叙事自我疗愈"时并非要把自己关起来，也绝对不是倡导与治疗师的"治疗"以及外界互动割裂，而是把"自我疗愈"和"治疗"看作是当事人实现复康过程中的两个重要的部分。"自疗"是实现"助人自助"终极目标最根本的方法。而

"治疗"则是协助个体实现"自疗"的重要支撑。

由于人在自己的空间不能和其他人直接接触，所以也无法互相比较彼此的经验，从而产生不同的知识，建立同盟来反抗这种压制。这个严格划分阶层的观察体制，这个"个体化的金字塔"当中，不可能发生"多元化"常有的挣扎与反抗。反权力就这样被有效地中和掉了。（White，1990）

第二节　叙事自我疗愈的行动程式分析

那么叙事自我疗愈的行进过程又是怎样的呢？

在本节，笔者希望和大家一起剖析叙事自我疗愈的行动程式，带大家一起去认识有问题的故事，看看我们是如何做到自我觉醒，如何对有问题的故事进行问题外化，如何寻找遗漏的片段，如何丰厚新故事，如何进行故事意义再生产和重构新故事的。

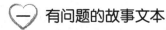
有问题的故事文本

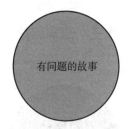

有问题的故事

图1　有问题的故事文本

1. 我们用灰黑色的圆圈代表有问题的故事；

2. 整个故事文本的调子都是阴暗的，了无生机的；

3. 身处其中的人或许还没有察觉或是已经感受到它的存在，却怎么也走不出来；

4. 这样一个有问题的故事造成了个人的困扰，我们被囚禁了起来，汲取不到故事的营养与正能量。

♡ 二 故事文本内核

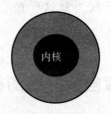

图2 故事文本内核

1. 有问题的故事文本中有一个内核，它是有问题的故事的症结；

2. 它主要是故事中已造成的不可复原的伤害和个人所形成了的固化的负面认知，如颓废的、无力的、无助的负面认知；

3. 归因方面，我们习惯性地将问题归因于个人化，忽视了主导这一故事形成的文化、语言、制度和社会环境等因素，让故事充满了无力感、无能感和自责。由此，创伤内核形成并被不断强化，而个人则变得越来越虚弱。

♡ 三 故事碎片

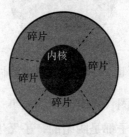

图3 故事碎片

1. 有问题的故事看起来像铁板一块，但其实是由很多有关联的小片段（姑且称之为碎片）组成；

2. 人们在建构故事的时候，有意识地把各个小片段融合在一起进行加工，才组成了最终的故事，并赋予其意义。

3. 我们要解构故事，就得从每个碎片开始。当我们开始回忆伤痛故事时，一个个具有挑战性的故事片段便跑了出来；

4. 改写故事，需要对每一个故事碎片问题外化，各个击破。

四 自我觉醒

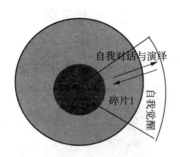

图4 意识觉醒

1. 每一个有问题的故事都是建构的结果，建构的过程给人带来一种不舒服的感觉。从来没有人会喜欢这种感觉，大家都曾尝试用不同的方法走出这一困境，有些人成功地走了出来，也有些人失败了不得不屈从于这故事，还有些人逃避这种感觉，通过替代物来麻醉自己……

2. 意识觉醒首先从对旧故事的不满意开始，我们开始进行故事回放，很多零散的故事碎片出现在眼前，也正因为这些碎片的出现，看似铁板一块的故事文本开始有了裂痕和改变的可能，也就成了故事被改写的开始；

3. 我们开始努力尝试自我观察、自我对话和自我演绎这些内省方法。不断问自己我怎么啦？我为什么会这样？是什么让自己变成了这样？我希望改变的动机在这一演绎过程中会被不断强化；

4. 自我对话和自我演绎是叙事自我疗愈很重要的概念。独处让我们多了自我对话的时间和空间，丰富了自我心灵对话的内容；

5. 自我对话不一定只是内在的，还可以通过书面语写出来，有时候白纸黑字写下来的会更真实也更具体，因为它经过了语言的逻辑思考并最终得以呈现；

6. 自我对话的书写还可以是一种自由书写的方式，什么时候有感而发就把它记录下来，这不单是解构旧故事的依据，更是建构新故事的素材；

7. 但这种自我对话往往时不时使人陷入困境，很多时候需要通过与外在的交流来实现新思想能量的注入。这也就是我们为什么遇到问题的时候并不是全封闭式地把自己关起来就能够痊愈，而是外界有些东西挑动了我们的思维，给这个对话注入了新的活力。

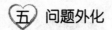 五 问题外化

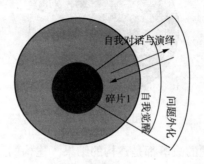

图5 问题外化

1. 不舒服的感觉继续在泛滥，在自我觉醒的自我对话中我们尝试通过合理化故事来获得释放，但是从问题归因个人化的视角出发我们找不到进步的可能，让自己越来越深陷于对话的困境；

2. 那么问题外化式的自我对话与演绎也就为合理化故事提供了新的可能，开拓了故事的空间和注入了故事发展的能量；

3. 我们开始从社会的、文化的、制度的、语言的以及语言背后的权力角度等方面去思考问题，探寻个人故事是如何被建构的，并反思自己在故事中的话语权是如何被剥夺的；

4. 这一探寻的过程就是解构旧故事文本的过程，我们不断获得惊喜，因为，越来越多有利于个人释放的答案跑了出来，使我们看到了更多的可能；

5. 当然，在叙事自我疗愈的过程中，开启空间的自我对话是最困难的

部分。叙事自我疗愈并不排斥与外在的社会交流与接触，这样给开启空间对话带来了多种可能性，治疗师、朋友支持都是开启空间的重要元素；

6. 如果有很好的外在支持与认同，那么问题外化的解说则被强化，否则需要当事人收集更多的证据用以支持这些诠释。引用怀特叙事治疗的观点，能否找到一帮好听众在叙说过程中尤为重要。那么，在叙事自我疗愈中我们能否找到一帮好听众呢？首先，笔者认为我们自己本身就是一名好听众，在故事书写的时候我们就已经是第一读者，而且在不同时刻的自己还可以读者的身份对故事进行解读和回应。那么这位听众是否能够坚持对自己的欣赏、尊重，保持开放的态度也就显得尤为重要了。其次，如果外在有很好的朋友支持网络或治疗资源，我们不妨把这些故事告诉他们以获得问题外化时的认同；

7. 这个时候，很多治疗师其实只需要帮助当事人进行问题外化，提供环境支持便能够获得意想不到的收获，叙事治疗小组就是一个很好的环境支持资源。

六 遗漏的片段

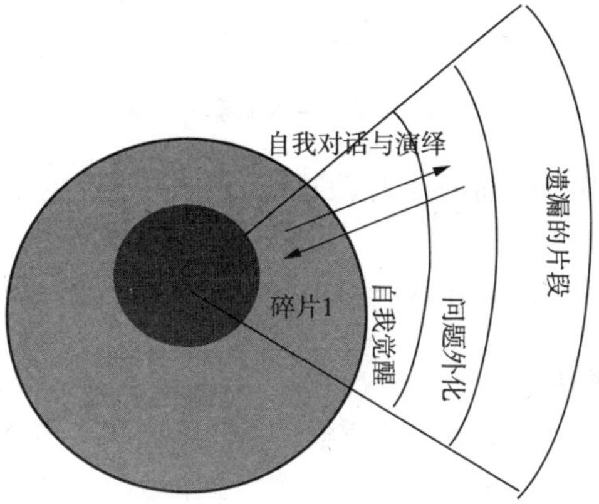

自我对话与演绎

遗漏的片段

问题外化

自我觉醒

碎片1

图6 遗漏的片段

1. 人们在建构故事的时候经过了一个筛选过程；

2. 这个过程可能是有意识的，也可能是潜意识在推动。人们根据当下的情绪、语言习惯、思维习惯、社会舆论压力等有选择性地选出某些镜头来组成故事，也就是主线故事；

3. 而更多的情节则被遗漏掉，它们当中却往往蕴含着丰富的动力；

4. 自我疗愈需要注意寻找遗漏了的那些片段，让故事获得新的动力。

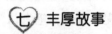

七　丰厚故事

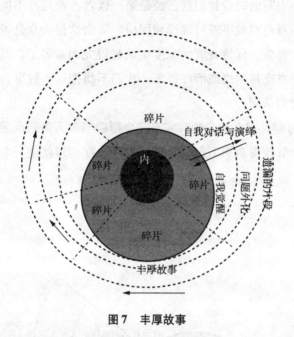

图 7　丰厚故事

1. 我们对故事中的每一个片段进行解构，寻找主线故事以外的支线故事；

2. 通过这一丰厚故事的过程，让新故事的形成获得了无限的可能性，那么故事被改写便有了可能；

3. 当事人和治疗师要做的事情就是不断解构和丰富新故事的素材。

八　见证

每一个新故事之所以能诞生，前提是被珍惜和被见证。对于叙事自我

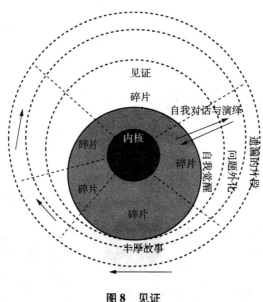

图8 见证

疗愈而言，如何做到见证呢？笔者认为，可以有以下四种方式：①

1. 用现在的自我去见证不同时空的自我。我们现时身处的时空脉络影响着我们对过往故事的评价，如果能够把此时此刻的感觉叙说出来，并进行梳理，将别有一番风味。

2. 用不同时空的自我去见证现在的自我。我们也可以这样想象一下，如果穿越回到曾经的那个我，我会如何看待今天的我？是不忘初心，抑或是已沧海桑田……

3. 用物品（如玩具等）来见证不同时空的自己。叙事自我疗愈的时候很需要一个"抱枕"，它是最好的听众。如果说我们可以将这个"抱枕"的含义放得更广一些的话，那么它就是那一刻愿意全心倾听我们故事的所有。

4. 用不同时空的重要他者去见证不同时空的自己。这里说的不同时空，可以是过去、现在和未来。自我疗愈绝不拒绝借助外力，恰恰相反，很多时候，许多生命当中的重要他者，往往是我们成长的见证人。这种见证往往也正是我们成长的动力。

---

① 参考吴熙娟在河南郑州叙事治疗大型演讲PPT，主题：叙事治疗：见证力量的学派。

九 新故事的诞生

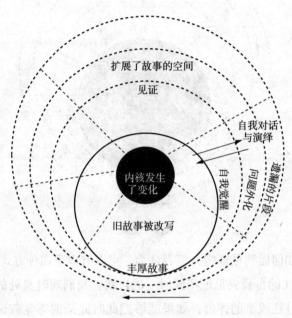

图 9　新故事的诞生

1. 故事改变最理想的情况是，原本黑乎乎的（有问题的）故事文本不见了，新的故事出现了，又或是被淡化；

2. 内核也发生了改变，造成的伤害被淡化，固化的负面认知被改写；

3. 对于一些已经造成的伤害，就像伤疤一样不可能被抹掉，但自我疗愈的当事人逐渐学会了拥抱这个"迷失的小孩"；

4. 很明显，故事的空间比原来扩展了，个人对问题的看法也更加多元化和豁达；

5. 对于个体来说，这是一个自我赋权的过程，实现了自我成长；

6. 同时，叙事自我疗愈还是一种持续成长的疗法，当我们在不断重读故事，故事意义再生产的过程也就重新开始了，故事没有尽头，力量之源生生不息。

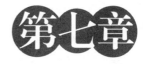

第七章
灵性的成长与叙事自我疗愈

　　"叙事"结合"灵性"，帮助我们进入神性大我，运用内在智慧来工作，是很有POWER的疗愈，它超越传统心理治疗模式，是一种"后现代的柔性疗愈"(Anima healing)。

——周志建①

---

① 转引自台湾叙事治疗先驱周志建博士2015年在内地开展叙事治疗培训的讲义。

或许当谈到灵性的成长这一部分时，有读者会误以为，该研究是不是与宗教或灵修有关？

在这里需要澄清的是，或许以后可能，但是到目前为止，灵修和宗教都尚未走进我的生活。只是因为在四年的疗愈过程中，在自我觉察、自我理解、自我对话、用心去平衡过往与现在、现在与未来和生活中用行动去处理自己与自己、自己与他者之间的关系等过程中，感到自己有了更多关于个人身心以外成长的体验，而这一些体验就是灵性。

故此，笔者在本书的第七章，借助在四年疗愈过程中关于灵性成长的感悟，还有研究过程中关于灵性社会工作发展脉络的梳理，希望将叙事自我疗愈更好地延伸至关于促进个体灵性成长的讨论。

第一节　灵性的成长与叙事自我疗愈

♡一　关于灵性

笔者在进行本研究的过程中，曾发表《灵性社会工作服务的发展脉络探析》一文，在本章第二节有全文引用。关于灵性的概念，该文已有系统的介绍，在此不再赘述。唯需在这里要交代笔者在这里所讨论的灵性的具体范畴，以搭建和读者之间对话的基础。

学者卡洛尔（Carroll）从两个角度来理解"灵性"，即作为"本质"的灵性和作为"维度"的灵性。"作为本质的灵性是指灵性作为人的核心本质，能够为个体的自我实现和自我转换提供持续性的能量；而作为维度的灵性存在于一种关系中，尤其强调个体与最高实体（如上帝）的关系，

通常是指个体的超越层面。"①（Carroll，1998）

在本书中，笔者所讨论的灵性是一种广义的"灵性"——"个人在各种相处关系中达到平衡的最佳状态""包含了个体、自然环境、神与他者等多重关系的平衡""用通俗的话说，也就是灵性既可以被看作是生命个体自我内在的一种力量。通过这种力量，个体有能力实现内在的自我平衡。同时灵性也可以被理解为一种个体和神之间的存在关系。"②（钟耀林，2015）

♡ 二 灵性的成长

正如前文中所界定的概念，灵性是个体平衡多重关系的载体，"要实现这种多重关系的平衡，需要在两个方面超越，即内在超越和外在超越。""作为本质的灵性属于内在超越，假设心灵是有层次的，有感性知觉之心，也有自我超越之心，而且个体有能力在这种分层中实现超越。作为维度的灵性属于外在超越，它的基本出发点是西方传统哲学的实体说，假设人的心灵是不完美的，不能在心灵自身中解决所有问题，必须在心灵之外找到一个对象或原型；因此，上帝常被人格化为外在的最高神，而人被要求服从天的意志，做到'上同于天'。"③（蒙培元，1998）

笔者三十多年来在内忍、内倾式的中国文化里长大，明显地侧向了作为"本质"的灵性，一直努力地探寻一条"内在超越"的路。当然，既然说讨论的是广义的灵性，那么会不会涉及"维度"的灵性，也就是和"诸神"的对话呢？在这里，笔者从来没有否认过。只是笔者尚未尝试系统地去接触如"宗教""神灵"等议题。因此，在这里的讨论暂时收窄于关于"本质"灵性的讨论，探讨个体"内在超越"之路。

---

① CARROLL. Social work's conceptualization of spirituality, In Edward R. Canda Ed. . Spirituality in social work：New directions（pp. 1 - 13），Binghamton. NY：The Haworth Pastoral Press，1998.

② 钟耀林. 灵性社会工作服务的发展脉络探析［J］. 岭南师范学院学报，2015，8（4）.

③ 蒙培元. 心灵超越与境界［M］. 北京：人民出版社，1998.

（三）叙事自我疗愈与灵性的成长

"内在超越"的心灵成长来源于对生命的诠释。对生命故事的文本理解、自我理解和自我塑造，[①] 构成了对生命的诠释。于是，个体生命叙事与个人的灵性成长天然地联结在了一起。

Hubert Hemans 还把这种对话自我比喻为心灵社会。他认为，对话自我可以表达为心灵中动力的多身份的"我"。它们之间的缠绕有如某人的心灵与他人心灵的缠绕。[②]（Hubere Hemans，2002）

可以认为对话自我是心灵的社会，因为一个人在心灵中所处的某一自我的位置与一个人在多元化社会中所处的某一成员角色的位置间没有根本不同。[③]（施如铁，2004）

在叙事自我疗愈中，对身体、情绪、心理、人和人之间关系、过往与现在、现在与未来、自己与自己、自己与他人、个人的道德、人生的意义等的觉察、理解、反思和对话，构成了个体灵性的成长。

为了更好地体现这一点，在本书中，笔者特别将四年多时间里疗愈和在教授《叙事治疗工作坊》这一门课的过程中，自己和学生的自我觉察、理解、反思和对话部分独立列为第八章"手札：理解、反思、再出发"，来和读者一同分享。

就如"每个人内在都有一个'内在小孩'。他是脆弱的、孤单的、受过伤的。长久以来，他总是躲在阴暗的角落里，等待'你'的看见与抚慰。此刻，该是疗愈他的时候了。"（周志建，2015）

每个人该如何面对那个内在的痛苦的小孩？

"通过故事，让我们深深进入自己的内在心灵、带着爱与慈悲，与自

---

① 国内学者潘德荣，将诠释学归纳为：文本理解、自我理解与自我塑造。潘德荣. 文本理解、自我理解与自我塑造 [J]. 中国社会科学，2014（7）.

② Hubert Hemans, The Dialogical Self as a society of Mind：Introduction, Theory& psychology, Volume 12, Number 2. April 2002.

③ 施如铁. 从实体自我到对话自我的后现代转向 [J]. 南京师大学报（社会科学版），2004（5）.

己的内在小孩相逢。当我们疗愈自己的内在小孩的同时，我们也疗愈了
自己。"

"故事叙说是一个灵性的片刻。在故事里，我们正进行一场神圣的心
灵仪式，做自我'超度'。把过去的悲苦、哀伤、愤怒、委屈，通过故事
与灵性仪式得到深深的疗愈及抚慰。"

对于性格内倾的中国人来说，文化更鼓励我们向内寻求生命的高度。
即便在物欲横流的时代，我们依然渴望心灵的成长。而叙事自我疗愈则给
我们提供了一条清晰的行动路径和方法，如何通过对生命的察觉、理解、
对话和反思去重整人生，让我们学会悦纳自己、与过往和解、做更好的
自己。

用我国台湾"叙事王子"周志建博士的话来说就是"'叙事'结合
'灵性'，帮助我们进入神性大我，运用内在智慧来工作，是很有 POWER
的疗愈，它超越传统心理治疗模式，是一种'后现代的柔性疗愈'（Anima
healing）。"

第二节　灵性社会工作服务的发展脉络探析[①]

我们从哪里来？将要到哪里去？

这些简单而超现实的问题，在现实主义的今天似乎很难被回答。

灵性犹如空气般，存在于我们的生活当中，即便大多时候我们觉察不
到它的存在。然而，当命运坎坷尤其在面对死亡与挫折的时候，我们才幡
然醒悟，询问灵魂的归处。就像一旦空气中缺了"氧"，对它的需求就越
发强烈。

♡ 一　宗教信仰与灵性之比较

灵性的英文 Spirituality 又被翻译成属灵。从狭义的角度来说，灵性往

---

① 作为本研究的成果之一，全文 2015 年 8 月发表于岭南师范学院学报，作者：钟耀林。

往会被简单地等同于宗教信仰。而实际上宗教信仰只是灵性多种表现形式中的一种，灵性的内涵要比宗教信仰更广一些。

学者卡洛尔（Carroll）从两个角度来理解灵性：一是作为本质的灵性，二是作为维度的灵性。作为本质的灵性是指灵性作为人的核心本质，能够为个体的自我实现和自我转换提供持续性的能量；而作为维度的灵性存在于一种关系中，尤其强调个体与最高实体（如上帝）的关系，通常是指个体的超越层面。①

用通俗的话说，灵性既可以被看成生命个体自我内在的一种力量，通过这种力量，个体有能力实现内在的自我平衡；也可以被理解为一种个体和神之间的存在关系。由此延伸为广义的灵性的说法，归结起来也就是"个人在各种相处关系中达到平衡的最佳状态"。也就是说，灵性包含了个体、自然环境、神与他人等多重关系的平衡。

要实现这种多重关系的平衡，需要在内在超越和外在超越这两个方面超越，作为本质的灵性属于内在超越，假设心灵是有层次的，有感性知觉之心，也有自我超越之心，而且个体有能力在这种分层中实现超越。作为维度的灵性属于外在超越，它的基本出发点是西方传统哲学的实体说，假设人的心灵是不完美的，不能在心灵自身中解决所有问题，必须在心灵之外找到一个对象或原型；因此，上帝常被人格化为外在的最高神，而人被要求服从天志，做到"上同于天"。②

如果要将灵性具体细分，可以分为以下四个具体层面：①宗教信仰层面。这是最直接、最为人们通常接触并能够觉察到灵性存在的层面。这属于作为维度的灵性的一种外在超越。②人生意义层面。在不同的人生阶段我们都有对自己生命意义的不同思考，伴随着生命体验过程的丰富，人生意义的感悟会越来越多，人也会越来越具有灵性的光芒。③道德层面。道德层面的灵性本身就是一种多重关系下的平衡，例如，我们拒绝杀生、安乐死、堕胎等，这些道德议题的背后其实就是关于个人灵性的思考。④超

---

① CARROLL. "Social work's conceptualization of spirituality", In Edward R. Canda Ed.). Spirituality in social work: New directions （pp. 1 - 13）, Binghamton. NY: The Haworth Pastoral Press, 1998.

② 蒙培元. 心灵超越与境界 ［M］. 北京：人民出版社，1998.

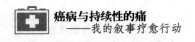
自然的灵感层面。实证科学未能解释的预兆、重复的脑部影像等都属于超自然灵感层次的属灵。

人生意义、道德、超自然灵感都属于作为本质的灵性的一种内在超越。

♡ 二 社会工作灵性服务的起源

社会工作的发展与基督教有着密切的联系。19世纪末，一群基督教徒希望用教友之间的关爱行动来回应工业化和城市化带来的人与人之间的关系疏离与隔阂等问题（社会工作发展的起源之一——睦邻组织会社运动）。当然，值得注意的是，基督教作为宗教的一种信仰形态，主要关注的是人和最高实体之间的关系。在文艺复兴和新教改革时期，随着"人权"议题讨论的扩展，基督教也逐渐拓展了自己原来的在灵性议题范畴的观点，将其逐渐扩展到相对广泛的属灵性议题，不仅探讨个体和最高实体的神之间的关系，还增加了关于人如何进行灵修，让个体在多重关系中能够更好地获得平衡的各种探索。

说到这里，我们也就能够理解，为什么到19世纪末有那么多的基督教徒开始参与睦邻组织会社运动，探寻人与人如何共处，如何与社会环境共融以及个人如何通过修炼获得自我平衡感。广义上属灵的需求成为基督教作为宗教团体为什么会反过来主动关注人与社会、人与环境之间关系的主要原因之一。这也正影响了社会工作的诞生。

当然不可否认的是，除了讲求个体内在超越，社会工作的起源——睦邻组织会社运动在开展服务的过程中仍带有鲜明的宗教信仰色彩。于是人们在狭义地理解灵性的时候，也在狭义地理解灵性社会工作。所以，在实证科学大行其道的学术界，社会工作专业在很长一段时间未能正视灵性服务的历史与现实的需求，避而不谈宗教信仰，对人生意义、道德和超自然灵感层面的属灵人文关怀闪烁其词。

三 社会工作去灵性化的迷失

在社会工作的发展过程中，何雪松（2007）这样梳理了社会工作的哲理发展基础：最近 20 年来，社会工作不断反思自己的哲理基础，并逐步形成四个传统：实证传统、人本传统、激进传统和社会建构传统。[①]

（一）灵性社会工作的人本主义传统

古希腊智者普罗泰戈拉认为"人是万物的尺度"，这句话被认为是西方"以人为本"思想最早的论述。社会工作就是在人本关怀的背景下诞生的，社会工作两大起源之一的睦邻组织会社运动基于宗教关注人的灵性需求；而慈善会社则是关注个体获得救助、发展个人、获得释放。这些都充满了人本的光芒。学者何雪松这样论述：实际上，人本主义是社会工作兴起的重要哲理价值之一，社会工作的出现就是为了从制度上保证每个人的价值得到尊重。

在人本主义思想的早期有没有把灵性作为人的一种显性需要呢？在人本主义代表人物马斯洛早年对个人的五个层次需求的划分中我们可以看出，灵性的需要并没有被承认，更多的是关注个体现实层面的需要。

在马斯洛晚年创立了超个人心理学之后，灵性作为人的一种需要才得以被强调。超个人心理学认为，人具有四种层次的需求：生理层次、情绪层次、理性层次、灵性层次（超理性或超越性）。马斯洛在这里所谈的灵性层次，指的就是个人灵性的成长和意识状态的转换。随之，超个人心理学、超个人社会工作和灵性视角等开始出现，此后，灵性社会工作才开始被重视。

（二）去灵性化的专业社会工作服务

社会工作业界实质性地存在灵性服务，但为何发展不出专门的灵性社会工作服务领域？何雪松这样认为：在这样一个理性主义和个人主义滥觞

---

① 何雪松. 社会工作的四个传统哲理基础［J］. 南京师大学报（社会科学版），2007（2）.

的时代，人本主义的观点在一定程度上可以被认为是"激进的"。

1. 理性主义盛行之下，社会工作去灵性化

文艺复兴运动后，理性主义（Rationalism）盛行，宗教的权威逐渐被削弱。部分专业社会工作者企图以实证主义科技理性为基础，树立社会工作的专业地位。于是，他们企图消除社会工作发展初期的非理性色彩，即宗教色彩，使社会工作更能够被观察量度，从而像心理学那样看起来更加科学化，以便获得社会的专业认可。这样，灵性就从社会工作者的研究中逐渐消失，取而代之的是以实证哲学为基础的物质的、理性的人。[①]

社会个案工作研究的鼻祖里士满（Richman）在致力于推动社会工作专业化的过程中，极力推崇使用实证科学的方法来证明社会工作的科学性。在其系列著作《什么是社会诊断》和《什么是社会个案工作》中，他鼓励社会工作者采取实证医疗模式，从现象出发对当事人的问题进行诊断和治疗。后来，越来越多的社会工作学者也更关注社会工作专业实证范式体系的建设，引入精神分析、行为主义和结构功能主义等思想。"技术型"的专业社会工作者迫不及待地要与宗教划清界限，并和不可经验实证的属灵决裂。

这里需要说明的是，实证主义其实也起源于人本思想，都是来自对神权的挑战和对人权张扬的渴望。实证主义希望通过技术理性来响应人们的需求。但是由于实证主义不断走向了技术和理性的极端，反而越来越远离了人本的初心。就如今天，在我们制造越来越多工业品的时候，产品滞销，自然资源过度消耗，至于究竟为什么要制造这些产品，似乎不再是因为人们的需要，而成为技术、市场和权力相互竞争下诞生的"怪物"。

2. 极端个人主义下社会工作去灵性化

韦伯（Weber）认为，灵性研究在社会工作中的发展与个人主义的盛行、现代西方社会普遍存在的疏离感密不可分。人本主义是个人主义的哲学基础，但是随着个人主义对个体自由的诠释无限放大，认为人可以解决

---

① 童敏. 东西方融合：社会工作服务的专业化和本土化 [J]. 厦门大学学报（哲学社会科学版），2007（4）.

一切问题的信念无限夸大，人本主义从而走向极端的个人需求诠释，有些诠释甚至是粗俗的、缺乏道德伦理基础的。

在个人主义的影响下，隐藏在大多数现代社会工作理论背后的假设是：个体有能力掌控自己的生活，在没有宗教的情况下道德依然成为可能，个体可以根据自己的理解来建构主观的精神世界，找寻生活的意义，并用自己独特的语言体系来解释这种精神性（Spirituality）。①

在极端个人主义下，个体的自我建构越发令人担忧，学者安贝托·艾柯在其著作《诠释与过度诠释》中直指过度诠释的危机。反之，这也正好唤起社会工作者对广义的社会工作灵性回归的思考。

（四）社会工作灵性的回归与发展

灵性社会工作的发展和社会工作人本主义取向的回归与发展是密不可分的。人本主义是灵性社会工作的基础，而灵性视角则将人本主义发挥到极致。社会工作的人本传统关注人作为整体与其环境的互动，尊重个人对自己经历的理解和解释，认为完整的人的观点是有效实践的核心，这些毫无疑问都是社会工作的价值基础。尽管所有的社会工作实践模式都受益于人本主义传统，但是存在主义治疗和灵性视角则更为彻底和全面地沿袭了这一传统，并形成了具体的实践理论体系。

（一）超个人心理学、超个人社会工作的出现

尽管灵性作为社会工作的一个重要起源，但因为受到实证主义和极端个人主义的排斥，灵性社会工作始终未能够发展起来。20世纪60年代末出现的超个人心理学和在此基础上出现的相应的超个人社会工作为灵性社会工作的发展奠定了理论的基石。

超个人心理学的提出者美国心理学家马斯洛（Abraham Maslow）在研究自我实现人格的特征时发现，自我实现不能成为人的终极目标，这会导向不健康的个人主义，甚至自我中心的倾向。他重新对五层次需求理论进

---

① 陈海萍. 社会工作中的灵性研究 ［J］. 社会工作理论探索, 2010（8）.

行反省，在自我实现需求的层次上增加了超越性灵性的需求，认为人具有超越自身的意识状态，提出了人天生有灵性或超越性的最高需求。并在1969年正式提出超个人心理学，希望把人的意识扩展到以整个宇宙为中心。①

马斯洛晚年对需求层次的补充和超个人心理学的提出直接推动了社会工作走向个体灵性层面的探讨。灵性作为人基本的需求之一，同时也作为人的最高层次的需求而受到重视。

超个人心理学试图打破传统心理学一贯将身与心、我与非我、心灵与宇宙人为地分隔开来的主张，实现主客观的整合与统一，使心灵的虚幻分化转变为本体意识的统一，使人的童年期、成年期和精神发展的各个阶段结合成一个连续的统一体。②

而与超个人心理学相对应的超个人社会工作的出现也开始解答响应当事人现实需求带来的困境。灵性社会工作既有助于社工在服务过程中，克服以服务对象和某一问题为中心，更关注当事人作为一个有机整体和其他人及社会环境之间的关系。

另外，值得大家注意的是超个人心理学和超个人社会工作在对宗教灵性有所摒弃的前提下讨论个人与大宇宙的平衡关系——类似中国道教所说的天人合一。

与灵性社会工作相近的超个人社会工作概念的提出，正是对灵性社会工作的一次正名。灵性社会工作也由最原始的宗教关怀扩展到关注个人的内心平衡、正式变成一项关注个体内外平衡、非现实取向的社会服务。

（二）新纪元运动成为灵性社会工作发展的重要标记

20世纪70年代初，在基督教中发生的新纪元运动同时也给灵性在社会工作中的探索提供了契机。在社会工作发展进程中，关于灵性的探索得

---

① 心理学空间.从超个人心理学看佛教中的濒死经验及其灵性（一）[EB/OL].http：//www.psychspace.com/psych/viewnews-656，2008-06-05.

② 王文波.超个人心理学：心理学整合的新趋向 [J].晋阳学刊，2002（6）.

益于新纪元运动（New Age Spirituality）的发起。

新纪元运动是一场精神与信仰的解放，它是一个庞大的由信仰与态度组成的、没有秩序和结构的大网络。新纪元运动的思想混合吸收了基督教神学思想以外的世界观，如东方哲学、音乐、医学、心理分析等，其目的是为人们开拓一个兼容的世界新体验性的秩序，使人可以从中感悟与宇宙共融的感受，以更好地适应自由多元、价值混沌的现代生活。

盖瑞（Garrett，2003）指出，新纪元的宗教源自个人自由的膨胀和社区归属的缺失。在个人主义盛行的背景下，宗教更倾向于自主化、个性化的发展，尤其强调个体应该形成自己的价值信仰体系。通过现代性的多元化发展，新纪元的宗教探讨究竟是什么塑造了个体独具个性的内在自我（Inner Self），思考在多元化背后是否存在一种普适性的规律。大融合成为了新纪元宗教与灵性发展的趋势，通过超越多元化形成一个更为宽广和完整的"普世宗教"，实现"多元寓于统一"的精神升华。

从那时候开始，基督教也越来越开放在灵性方面的探讨，并且新纪元运动这股力量将灵性推到更加广泛的层面，如个体的人生意义、道德解说、超自然的灵感等，也就有了 Carroll（1998）关于灵性两个角度的理解，即作为本质的灵性和作为维度的灵性。为应对灵性的全新定义，社会工作也不断扩展在个人工作中的灵性介入层面，灵性社会工作由此得到进一步的发展。

（三）作为非主流的灵性社会工作服务

当下，尽管灵性社会工作并没有像精神分析、认知行为疗法等学派那样成为社会工作介入方法的主流，但是在过去不断的探讨中，灵性社会工作也开始形成了自己独特的理论视角和介入范式。

随着超个人心理学的兴起与发展，特别是在超个人心理学被主流的心理学确认为继心理分析、行为主义、人本主义之后的第四次思潮或第四势力之后，社会工作也开始受到它的影响进行自身的反思，并认识到灵性是人的需求的不可缺少的一部分，是帮助服务对象过程中必须考虑的内容，

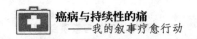
专业社会工作的发展不能忽视灵性的研究。①

在灵性视角下，学者这样界定灵性社会工作的服务目标。灵性社会工作的初级目标是在当事人的积极参与下，经过灵性社会工作者的努力，认识到自身问题、环境问题的所在，认识到自己及所处环境的优势所在，并掌握一套自我分析、寻找解决问题的资源的技术。灵性社会工作的中级目标是促进当事人的独立成长。在日常生活中，当遇到问题时，当事人能够觉察到自己的灵性所在，并在现实中独立解决自己的问题。灵性社会工作的高级目标，是促进当事人能够真实地达到一种内在的和谐状态，在生活中自觉运用灵性的视角来分析问题、解决问题，并以此感染周边的环境。②

社会工作者要帮助当事人认识自己，认识自己灵性的需求，协助服务对象学会如何在社会环境中安顿自我以及在不断超越中获得自我的平衡感。

五 总 结

灵性社会工作是社会工作者协助服务对象认识自己（包括自身内在的情绪、思维、道德观、价值观）和认识环境，协助服务对象自我分析，培养服务对象自我察觉、自我疗愈的能力，最终帮助服务对象实现内外关系的和谐的一套社会工作服务方法。

在现实主义和实证主义成为主流的今天，灵性作为人的基本需求之一被长期忽视，社工业界也转而关注人们现实生活中物质化、世俗化的需求。当社会工作面对当事人时，我们的行动如果仅仅围绕如何回应当事人物质化、世俗化需求的时候，社工永远只会陷入资源链接和推动当事人回归社会生活的旋涡中。只有正视当事人灵性的需求，与当事人相伴同行，才能真正让当事人找到自己，从而实现自我超越。

---

① 李青. 超个人社会工作——一种新的理论视角 [J]. 社会工作社工方法. 2010 (4).
② 灵性在线. 灵性社工的 21 条主张 [EB/OL]. http://www.fcxlx.com/Item/Show.asp? m=1&d=191，2011-09-09.

参考文献

［1］CARROLL. "Social work's conceptualization of spirituality", In Edward R. Canda Ed.). Spirituality in social work：New directions （pp. 1 – 13）, Binghamton. NY：The Haworth Pastoral Press，1998.

［2］蒙培元. 心灵超越与境界［M］. 北京：人民出版社，1998.

［3］何雪松. 社会工作的四个传统哲理基础［J］. 南京师大学报（社会科学版），2007（2）.

［4］童敏. 东西方融合：社会工作服务的专业化和本土化［J］. 厦门大学学报（哲学社会科学版），2007（4）.

［5］陈海萍. 社会工作中的灵性研究［J］. 社会工作理论探索，2010（8）.

［6］心理学空间. 从超个人心理学看佛教中的濒死经验及其灵性（一）［EB/OL］. http：//www. psychspace. com/psych/viewnews – 656，2008 – 06 – 05.

［7］王文波. 超个人心理学：心理学整合的新趋向［J］. 晋阳学刊，2002（6）.

［8］李青. 超个人社会工作———一种新的理论视角［J］. 社会工作社工方法. 2010（4）.

［9］灵性在线. 灵性社工的21条主张［EB/OL］. http：//www. fcxlx. com/Item/Show. asp？m = 1&d = 191，2011 – 09 – 09.

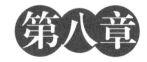

第八章
手札：理解、反思、再出发

　　叙事治疗是通过说故事，促使对生命发生的一切"再经验"与"再理解"，希望因此能重写或重新建构生命全新的过去，乃至"扭转"未来。①

——周志建

　　叙事自我疗愈就是让自己静下来，有足够的时间和心灵空间去陪伴、去倾听另外一个自己，相互"真诚地坦白"，碰撞出"热泪盈眶的感动"，于是生命的故事开始变得不一样！

——笔者

---

　　① 转引自周志建（台湾）2014 年在上海叙事治疗培训工作坊班的课件。

"病来如山倒，病去如抽丝"，四年的疗愈，没有凤凰涅槃的轰轰烈烈，却似抽丝剥茧，每一次的煎熬都是喜悦。

关于这一过程对自我人生的察觉、理解、反思和对话，我都尽力通过手札记录了下来。同时在这过程中，我逐渐也多了许多同行者，那就是我的一帮学生（或者说，他们就是我的疗愈联盟）。2015 年，笔者开始教授《叙事治疗工作坊》这门课程。在教学过程中，笔者主张叙事从自我开始，看到学生对苦难有了新的理解，对生命有了新的感悟，我对叙事自我疗愈这套方法产生了更大的认同。

在本书中，笔者特别将我个人和学生的自我觉察、理解、反思和对话的部分手札列成一章，以飨读者。

第一节　理解

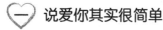 说爱你其实很简单

叙事自我疗愈是一种充满空间和力量的疗法。

它为每个人开启了一扇窗，让我们学会换个角度来审视自己，与自我对话，真诚地袒露，悦纳自我，既看到自己的力量，也看到更多的希望。

它从不讲求花哨的技巧，每个人都可以是自我疗愈的主体。

找个时间，找个地方，给自己的心灵放个假，好好和自己喝杯茶。安顿好内心深处那个受伤的小孩，坐下来，和困扰了你多年的老朋友好好谈谈，不再恐惧、忍受或逃避，遇见最好的自己。

停下来，是为了更好地出发。

♥ 二 生命叙事时代的到来

弗里克说："倡导后现代主义的学者主张大论述与理论的时代已经结束了，当前需要的是与特定时间、空间及情景紧密相连的各种小叙事。"①
（Flick，2007）

在大论述时代，任何东西都是渺小的，相对于国家，个人很渺小；相对于地球，国家很渺小；相对于星系，地球很渺小；相对于宇宙，星系很渺小……庆幸的是，大论述时代的逻辑逐渐离我们远去，在这个伟大的新时代，我们开始学会更尊重个性，尊重个性自由。个性的光芒也是文明的另外一种彰显。

在生命叙事时代，我们每个人都需要有接受小生命故事的勇气，让每个生命体都能觉得自己有分量。

我们还需要有倾听生命故事的耐心，无论是自己还是他人的故事。

每个人都可以是叙说自己生命故事的主体，静下来，对自己坦诚。

每个人又都是自己生命故事的忠实听众，拿条板凳，泡壶茶，正向见证。

被珍惜的故事由此开始被改写，生命开始变得不一样！

♥ 三 做自己的主人②

我们经常会听到一句话：我的人生我做主！可现实真能如我们所愿吗？

诚然，我们可以自由选择自己的职业，可以随意地选择自己喜欢的生活方式，从这个角度看，我们的确是自己的主人。但是我们为什么会从事这种职业？为什么会过上这种生活方式？我们可曾想过这个问题？

---

① ［德］伍威·弗里克（Uwe Flick）. 质性研究导论［M］. 李政贤，译. 台湾：五南出版社，2007：2.
② 转引自2015年《叙事治疗工作坊》课程作业，作者：张靖霞。

有人说我这是追随自己的内心啊。可是我们这样真的是在追随自己的内心吗？这真的是我们最初的渴望吗？还是说我们已经潜移默化地深受社会文化的影响，被社会文化的一套模式紧紧套牢，深陷其中却不自知？

例如，女性为什么要穿文胸而男生却不用，我们作为女性可曾想过这个问题？即使现在身处炎热夏天，热得让人难以呼吸，可是我们仍旧不敢将自己身上的文胸摘掉。

再如，社会上的男同胞们，他们起早贪黑，辛勤劳作，压力大，想要哭一下宣泄一下情绪，却无奈地将快流出来的眼泪狠狠地咽回去，为什么要这样苦了自己呢？因为社会主流文化倡导男儿有泪不轻弹。男儿经常哭哭啼啼的像什么样子？男孩一哭，就会被贴上一个"娘娘腔"标签，这种语言背后的威力，试问有谁还敢违抗？

又如，离婚的女性家庭破碎，本就凄惨，可还要接受大众的指指点点。然而，这都还不是最可悲的也不是最让人痛心的，最令人痛心的是：有的女性就真的顺应了这种文化建构，担心受到这种文化的谴责，所以即使遭受了家暴，即使丈夫有千错万错，她们都默不作声，甚至不做反抗。

有谁还敢说自己是自己的主人？如果说我们是自己的主人，那么女性夏天大可不必穿文胸，男性也大可不必压抑自己的情感，想哭就哭，想笑就笑。那么谁才是我们的主人？谁在主宰着我们，攫取了我们的主观能动性，束缚了我们的自由、我们的个性？是的，是社会主流文化。

实际上，我们每一个人都是主流文化的奴隶，而且还是主流文化的共谋。我们自己被主流文化压制还不够，还要用主流文化去压制其他人，当我们发现有人不符合社会主流文化的时候，如非主流，我们不仅对其疏离，还指责谩骂，恶言以对。再如，对于没有上完初中就辍学打工的人、没有按照常态发展的人，我们就会标榜他们为不良少年、问题少年。殊不知就在我们举手投足之间和指责哀怨声中已将他们的个性、其他优点通通活生生地剥夺了……

我们怎样才能跳出主流文化的影响和控制，将属于自己的主宰权从主流文化中夺回来？我们怎样才能摆脱主流文化对我们的束缚，不再压制人，也不再被人压制？对于没有伤天害理，伤及无辜的行为，我们是不是应该持更开放、更包容的态度？

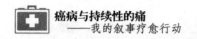
假如我们继续用主流文化来评判自己、评判他人，我们会快乐吗？会幸福吗？那些贫困的人已经不愁三餐，衣食无忧了，为何他们还会天天哭穷？究其原因是他们没有成为主流文化所宣扬的土豪。因此请停止我们的指手画脚，否则将会有更多的人成为文化的牺牲者与替罪羔羊！

第二节　反　思

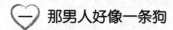
一　那男人好像一条狗

夕阳武士：看来我不应该来。

紫霞仙子：现在才知道太晚了。

夕阳武士：留下点回忆行不行啊？

紫霞仙子：我不要回忆，要的话留下你的人。

夕阳武士：这样子只是得到我的肉体，并不能得到我的灵魂。我已经有爱人了，我们不会有结果的。你让我走吧。

紫霞仙子：好，我让你走，不过临走前你要亲我一下。

夕阳武士：怎么说我也是夕阳武士，你叫我亲我就亲？那我的形象不是全毁了？

紫霞仙子：你说谎，你不敢亲我，是因为你还爱我。我告诉你，如果你这次拒绝的话，你会后悔一辈子的。

夕阳武士：后悔我也不会亲，只能怪相逢恨晚，造化弄人。

（孙悟空进夕阳武士身体，代他说的话）

夕阳武士：我这辈子都不会走，我爱你！

（孙悟空离开夕阳武士身体。在大漠城楼上，落日之下，夕阳武士和转世的紫霞仙子拥吻在一起。紫霞仙子看着怅然若失逐渐远去的齐天大圣背影，心中似有疑惑。）

夕阳武士：干什么？

女侠：那个人样子好怪啊。

夕阳武士：我也看到了，他好像条狗啊！

——转引自《大话西游之仙履奇缘》

谁活得像一条狗？

谁活得最无奈、最迫不得已，谁就最像一条狗。

影片开头，孙悟空随心所欲、无拘无束，大闹天宫，何等英雄！

却奈何逃不过世俗条规的约束，不得不接受世人摊派给他的大业——西天取经。虽然佛祖承诺五百年后让他重新做人，但这又是另外一个宿命的轮回了。

五百年后的孙悟空叫至尊宝①，他放荡不羁，敢爱敢恨，纯真可爱，在五岳山有一份很有"前途"的职业——山贼。可命运却要他扮演孙悟空，他的路线是早定好的：一个人给他三颗痣；戴上金箍；打败牛魔王；西天取经。

可怜的至尊宝却一无所知，认认真真做山贼，还爱上了白骨精，想和她结为百年之好。然而当故事按照既定路线上演时，他忽然成了孙悟空，千辛万苦找晶晶却又爱上了紫霞。而后面的抉择是那样残酷：要打败牛魔王救出紫霞，就必须戴上金箍，做回神通广大的孙悟空；而戴上金箍，就不能有半点情欲，只能取经去。他最后还是没能逃脱命运的束缚和规则的压迫，五百年又五百年，兜了一个大圈又回到了原点，别无选择。②

金箍圈住了孙悟空昔日的梦想，圈住了他棱角分明的个性。虽然成了孙悟空，成了大英雄，但他对自己的生存状态极度不满。片子的最后，孙悟空将他心中残存的至尊宝的影子幻化成一位夕阳武士，在对现实世界彻底失望后，只能构造一个虚幻的影像来了却这桩心愿，并借夕阳武士的口表达了对自己生存状态的不满，活得好像一条狗。这表达了他对这个世界的悲怆和无能为力。

生活何尝不是一场"大话西游"？快节奏的生活，爆炸的信息量，世

---

① 电影《大话西游之月光宝盒》中的主角。

② 转引自互联网百度贴吧，十年前，你绝没看懂的经典——《大话西游》，http://tieba.baidu.com/p/1393895529。

俗功利的心态，不切实际的幻想，更新换代的手机和不计其数的软件，愈加膨胀也愈加空虚的精神世界，我们这代人正是被这种彷徨感和无力感生生地拽住。很多人遗忘了过去，迷失于现在，看不到未来。

这让我想起这么一句话："成熟是一个很痛的词，它不一定会得到，却一定会失去。"一个人在主流中迷失，那就是最痛的成人礼。

昨日追风者，皆已随风而去。

⼆ 互为主体，相伴同行

叙事自我疗愈过程的展现让我们再次明白，无论是单纯的自我修复，还是过程中借助了辅导的力量，要使问题解决，最终就得回归当事人（治疗辅导中的概念）或者我（自我疗愈中的概念）主体的凸显。

我们比较容易理解自我疗愈过程中我这一主体的出现。但是在借助辅导过程中当事人的主体性则容易被遗忘。当事人如此，治疗师也如此。

以医生和病人为例，不知道大家还记不记得自己到医院看病时对医生的第一感觉是怎样的？相信紧张是最普遍不过了。我们为什么会紧张？因为来到医院，无时无刻不会让我们感觉到自己对自身的疾病是无知的，医生专业的提问，学术的回应，听不懂的疾病判断，还有看不明白的处方文字，加上医生那白大褂和严肃的表情。Bingo！你不紧张才怪。

在前面解构病痛这一议题的时候引用了凯博文关于医疗过程中"病痛"的概念如何被偷换成"疾病"，被偷换的过程中病人如何被去权和技术操控。[①] 于是，病人紧张之后，大多把自己完完全全地交给了医生，遵照医嘱的同时，也只能够是"等、要、靠"了。

或许从医生专业的角度来论述，这一过程有符合它专业逻辑的合理性。但是代入到社工或者心理医生的辅导中，如果这一过程发生，我们的辅导将会是怎样呢？是不是会离助人自助的目标越来越远呢？

治疗辅导更需要关注和培养当事人自我疗愈的动力和协助当事人培养

---

① Kleinman Arthur. 谈病说痛：人类的受苦经验与痊愈之道 [M]. 杨国枢，编，台北：桂冠图书股份有限公司，1997.

自我疗愈的能力，而不是让当事人形成对治疗师的技术依赖。因此，如何把治疗和康复从割裂的状态重新拉回到合作，做到治疗师与当事人互为主体，治疗与"自疗"相伴同行，这才是社工和心理医生应该考量的最关键的问题。而在了解叙事自我疗愈实现的过程中，我们似乎对这一问题多了一些较为满意的答案，最起码对我个人而言即是如此。

⟨三⟩ 尊重当事人的地方性知识

在上叙事治疗工作坊课程的时候，和学生分享了一个故事。

来访的当事人见到社工后在描述自己感觉的时候说"就像有个兔子在心口蹦蹦跳"，同学们会怎么回应？有同学开始说"恩，你当时感觉到很焦虑""你很不安""你能和我说下那种忐忑不安的感觉吗？"

看起来，同学们是在回应当事人当下的心理，却未曾发现，其实我们已经偷换了概念？

每个人对词语的理解都不一样。当事人未必会理解何为"忐忑不安"，尤其是文化理解能力较弱的当事人。但是当事人大多时候会迎合治疗师，跟着一起用忐忑不安这个词，即便他不一定理解。那么，其实和前面说到的"病痛"和"疾病"两个概念一样，这也不是当事人的语言。两人所谓的沟通，不过是治疗师在唱独角戏而已。

究竟应该是治疗师主动地使用"蹦蹦跳"，还是当事人被动地迎合"忐忑不安"？这个问题上升到学术层面，其实就是地方性知识与专业知识在治疗过程中的权力关系。

最初提出地方性知识概念的是克利福德·格尔茨，他指出，"同马克斯·韦伯一样，我认为人类就是悬挂在自己所编织的一种富有意味的网上的动物。研究文化并不是寻求其规律的实验性科学，而是探寻其底蕴的阐释之学。"①

地方性知识是与普适性知识相对应的一个学术概念。它是指在一定的

---

① ［美］克利福德·格尔茨．地方性知识——阐释人类学论文集［M］．王海龙，张家瑄，译．北京：中央编译出版社．2000.

情境（如历史的、地域的、民族的、种族的等）中生成并在该情境中得到确认、理解和保护的知识体系。① （安富海，2010）

当当事人的语言，当事人的地方性知识不被尊重时，辅导过程是危险的。从治疗师接案，评估，辅导到结案的过程中，无时无刻不存在这种危机。姑且不去评价为什么治疗师在辅导过程中"偏好"使用专业术语进行归纳、澄清和判断，在这里我们只讨论这一概念被偷换的后果。当事人的依赖性、无力感、无助感会不会被强化呢？当事人在辅导过程中又会不会客体化呢？相信看到这里，你我都已经有了答案。

如何做到尊重当事人的地方性知识？我想，我们可以尝试做到以下几点：

1. 社工主动地融入当事人的语境，使用当事人的语言。与其说这是一种技巧，还不如说这更像是一种态度。一种拒绝专业权威，尊重当事人感受的态度。治疗师大可以和当事人一起探寻"那个兔子蹦蹦跳"的感觉是怎样的，当事人喜不喜欢那个"蹦蹦跳"，"蹦蹦跳"给当事人带来了怎样的影响……

2. 相信当事人是思考自己问题的专家，是自己生命故事的作者。既然当事人才是专家和自己生命故事的作者，那么，对于治疗师而言，除了形式上进入"蹦蹦跳"的语言脉络外，还应该学会在治疗进程中尊重当事人，注意观察当事人咨询问题以外的情绪、愧疚等，平等地与当事人对话。

当我们做到以上这两点时，"兔子蹦蹦乱跳"就不会被我们简单地等同于"忐忑不安"，当事人也更乐意和社工一起谈谈那个"蹦蹦跳"，更有信心一起对付那个"蹦蹦跳"。

（四）真的可怜吗

通常，当事人会以一种需要被怜悯的姿态来求助。社工将如何回应？

我在叙事治疗工作坊的教学中举了这么一个例子。一位满脸愁云的中

---

① 安富海. 论地方性知识的价值 [J]. 当地教育与文化，2010 (2)：34－41.

学生来到咨询室，向社工说起自己的童年。他是一位留守儿童，很小的时候父母去了外面打工，他小学四年级开始就得自己做饭、洗衣服、做家务、上学甚至还得照顾弟弟妹妹。每到晚上睡觉时他都很害怕，但还得安慰弟弟妹妹，哄他们睡觉。看到别人家里都有爸爸妈妈，他很伤心……社工将如何回应？

作为三年级的社工专业的同学，大多数人的第一反应就是"同理"，而且大家都想尽了一切办法来让这一同理表达得更淋漓尽致。"小的时候生活真不容易""恩（点头，拍拍肩膀）"……

小的时候一个人自己上学，还得照顾弟弟妹妹就是可怜吗？谁规定的可怜？谁需要被可怜？是谁在强化了这种可怜？如果我们作为治疗者不关注这些可怜，他还会可怜吗？

如果治疗师第一时间表现你的惊讶又会怎样呢？"哇，你好坚强，好独立，这么小就自己能够上学、做饭、洗衣服，还能够照顾弟弟妹妹，即便你自己也很害怕，但是还是能够哄弟弟妹妹睡觉""你可以告诉是什么能够让你这么独立、坚强和勇敢吗？""你还能够和我说说你是怎么对付爸爸妈妈不在的时候晚上睡觉时的害怕吗？"……那将会是怎样？

只能说，这一节课的最后小伙伴们都惊呆了！跳出常规后就是雨后彩虹。有时候，叙事治疗就是需要换个脑袋，换一种思维，这种看似"没心没肺"跳跃式的回应，却充满了能量和阳光。

第三节　再出发

♡ 一　生命叙事——我永远站在鸡蛋那一边

有一句话（message）请允许我说出来，一句个人性质的话。这句话在我写小说时总在我脑中挥之不去。它并非写在纸上，贴在墙壁，而是刻于我的脑中。那是这样一句话：

假如这里有坚固的高墙和撞墙破碎的鸡蛋，我总是站在鸡蛋一边。

是的，无论高墙多么正确，鸡蛋多么错误，我也还是站在鸡蛋一边。正确不正确是由别人决定的，或是由时间和历史决定的。假如小说家站在高墙一边写作——不管出于何种理由——那个作家又有多大价值呢？

那么，这一隐喻到底意味什么呢？在某种情况下它是简单明了的。轰炸机、坦克、火箭、白磷弹、机关枪是坚硬的高墙。被其摧毁、烧毁、击穿的非武装平民是鸡蛋。这是这一隐喻的一个含义。

但不仅仅是这个，还有更深的含义。请这样设想：我们每一个人都或多或少是一个鸡蛋，是具有无可替代的灵魂和包拢它的脆弱外壳的鸡蛋。我是，你们也是。

——村上春树（日本）

一直非常喜欢日本文学家村上春树获得耶路撒冷文学奖时的这一段演讲。如果说主流的桎梏就是一堵厚墙，那么和主流有点不一样的每个人就是那一个个鸡蛋。而大多时候，我们还真就是鸡蛋。

课堂中，我更鼓励社工同学使用"边缘群体"而不是弱势群体的概念。为什么呢？因为"边缘"无疑是相对于"中心"的概念，而"弱势"则是相对于"强势"的概念。这两组概念完全不一样。

既然是相对于"强势"而言，那么"弱势"无形中是自己的，准确地说，是自己造成的。就像当我们在使用"弱势"这个概念的时候，就已经接受了它背后的逻辑。① 一个经济困难的家庭，从逻辑上我们很容易假设它是因为没有就业，没有就业我们又会轻易地联想到身体残疾、教育程度低、文化水平低、素质差等。这是一个足以让人恐怖的逻辑，归因内化，不单让人"无力"（面对困难的无力感），久而久之还会让人"无心"（没有了面对困境的主体意识），客体化当事人，让当事人屈服于困境。

同时，"弱势"的概念，更带着一种虚伪的"怜悯"。一种沾沾自喜的所谓"强者"对"弱者"的怜悯。居高临下的对话怎么可能是"真爱"。所以，我们就可以明白，为什么一些所谓的慈善家搭着灾区民众的肩膀，伸出"V"形的手势，早已"长枪短炮"准备就绪的媒体记者一通"咔

---

① 建议读者看福柯《词与物》一书。

嚓"，然后所有人拍拍屁股走人，留下还没有完全反应过来的灾区民众；还有，一些基层的官员会把"低保"当成对老百姓的恩赐，高高在上，颐指气使……

而"边缘"的概念，强调的则是权力和资源被剥夺、被边缘化后的结果，认为原因不在于个体，而是环境。现在，让我们尝试反驳那个"弱势"逻辑，为什么一个家庭会经济困难？表面上看是因为没有工作，那么没有工作的原因是什么？就业环境不好，技术更新太快而社会又没有足够的就业培训机会，社会歧视残疾人？当然，你还可以想得更多。

当我们接受了"边缘"这一个概念和它的逻辑后，看到的是否比原来更多？当公益界不再拘泥于"弱势"时，我们有理由相信，公益服务会更有担当，会让人更舒服。

所以，请站在鸡蛋这一边！

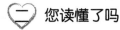 **您读懂了吗**

2013年5月（据大数据统计，5月是心理疾病的高发期），天气很潮湿，空气很闷。一个远房亲戚打来电话，很是焦急，因为他的弟弟被诊断为精神病，他们不知道如何处置，希望我能够帮上忙。

男孩已经被家里安排到城里一个多星期了，我们的第一次见面是在男孩的姑姑家。姑姑是一位中学老师，特别关心侄子的情况，除了带侄子去当地的心理医院外，还请了高校心理学的教授做过咨询，咨询的结果都是一致的，男孩患有精神病，焦虑程度比较高，有幻想、幻听现象，建议服药。

男孩当时13岁，除了个子比城里的孩子矮一些、皮肤黝黑一些外，别的似乎没有什么区别。见面的时候他比较羞涩，羞于应答，但是每一次回答都非常清晰。而且听他姑姑说男孩在来她这里之前从家里拿走了三百块钱，去了海口，然后又去了东莞，最后实在没钱了才坐车回到湛江，回湛江的车钱还是到了后才给的。用他同行的姐姐的话说，她弟弟之所以现在正常，是因为这段时间都在吃药。我问姐姐，最近一次弟弟吃药是什么时候，姐姐说是四天前。

　　我开始更关注男孩的家庭情况和成长史。在上初中以前，男孩一直都是亲戚朋友眼中的乖孩子，很有礼貌，斯文，而且学习成绩很好。这是大家共同的印象。去年的时候，男孩要上初中，父母和姐姐都外出打工，把他留给爷爷奶奶照顾。爷爷在村里做祭祀"游神①"的时候都会扮演"神上身"的角色，所以村里人都感觉他们家比较神秘。

　　男孩上初中后就开始读寄宿。他说入学后就开始有同学欺负他，开始的时候男孩因为个子小，一直忍受着，也没有和家里人说。今年开学后他和同学打了一架，还把对方打得流鼻血，所有的事情就开始改变了。用男孩的话说，他发现只要他主动攻击，别人就不敢再欺负他，而且他觉得自己那样很有力量。

　　可是事情并没有像他说的那么顺利，班主任受到来自其他家长的压力，劝男孩退学和去看医生。男孩的父母急了，从东莞辞工回来照顾孩子，和老师沟通。有了第一次狂野的释放，还有爸爸妈妈前所未有的呵护和照顾，有了大家的关注，男孩自己更加不愿意走出来。

　　县城的医院找不出男孩的病因，他父母便开始四处拜神，驱魔赶邪。村里人也开始纷纷议论，他们家一定是"着了邪"，爷爷是干这个的，所有故事串联起来也就更像这么回事了。

　　然而，拜神除了让他父母心里多了些希望外，对男孩似乎也没有起到什么作用。之后男孩的姑姑把小孩带到城里的部队医院去看病，还咨询了高校的心理专家（没有见过面）。医院开了安定的药，专家根据姑姑的描述也给了姑姑答案……故事就这样继续上演着。

　　几次的谈话，我一直都是在听，听男孩、姐姐还有姑姑讲述的故事。

　　男孩上初中的压力，打人后"有能力"的感觉，被人认为是鬼上身而被人畏惧的"快乐"，父母因为担心他而不再去打工目的的达到……姐姐很担心弟弟，愿意带弟弟四处求医，也愿意陪弟弟离开让他有压力的环境出去散心；姑姑是中学老师，坚信医生尤其是高校老师的权威，所以看完心理医生后还找教授咨询，更加确定了她最初的判断；因为他爷爷就是做

---

　　① 当地的一种文化习俗，每年做祭祀，村里人都会组织起来拜神，扛着神像游村，以祈求神的庇佑。

祭祀的，所以他的家人和村里人一样，建构了一个"鬼上身"的故事。

当所有故事情节都被串联起来的时候，所有的故事也就都合理了。不由想起福柯的《疯癫与文明》，究竟谁在生病？生哪种病？谁更愿意相信生病？

男孩是最明白的一个，姐姐似乎听懂了什么，家里人虽然还是愿意坚信他们的故事，但是最后还是商量出一个结果：男孩辍学，跟姐姐一起去东莞，由姐姐来照顾他。

临走的时候，男孩说："可不可以少吃点那些药？"

……

两年多过去了，没有听到男孩发病的消息。

这成了我课堂最经典的实践教学案例，请问您读懂了吗？

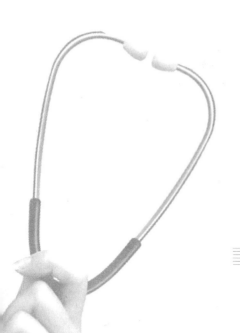

第九章

叙事从我开始

当故事被珍惜后，生命就会变得很不一样！

——笔者

第一节　叙事从我开始

2013 年 11 月，我从研究生班顺利毕业，论文也获得了优秀。从那时开始，我就在古学斌老师的鼓励下，开始将论文改写成书。但是，改来改去，我始终对将要出版的作品不满意。或许我还需要一份见证，一份郑重的见证来证明这一套经验方法的有效性。

从 2015 年 1 月开始，笔者给 2012 级社会工作专业本科的同学讲授叙事治疗工作坊课程。可以说，这是一个不小的挑战。

习惯于实证分析思维的同学们，很快便炸开了锅。因为福柯的《疯癫与文明：理性时代的疯癫史》《规训与惩罚：监狱的诞生》《词与物：人文科学考古学》和《性经验史》这四本书被列为社工班同学分组读书报告的必读书目。"看得脑袋都快炸了""老师，我看得想吐"……我说"那就在课堂中分享吧，这也是很重要的感受。"在读书分享会上，学生开始把这些怨气通过戏剧的形式表演出来，开始各种"吐槽"，引得台下哄堂大笑。

当然，这并不是我想要的课堂气氛。分享《疯癫与文明：理性时代的疯癫史》一书时，各种"吐槽"和不满达到了高潮。

然后我自己开始讲了一个生活中的故事：

有一次我带着孩子在路边的地摊买西瓜，10 块钱 3 个的小西瓜诱人得很。正挑着，后面不知道什么时候来了一个衣衫褴褛的流浪汉，蓬乱的头发遮住了脸，他捡起地摊边地上的西瓜皮就啃。我被吓了一跳，下意识地将三岁大的儿子拉到自己的另外一边。

西瓜摊老板随手抓起一个很小的西瓜，放到了西瓜皮堆旁："喂，来吃。"流浪汉头也不抬，站起身，双手将西瓜捧回西瓜堆里。我下意识地握紧孩子的手。流浪汉头也不抬，继续回到了西瓜皮堆里吃了起来。

西瓜摊老板说："啊，嫌小啊？"又抓起一个稍大的西瓜放到了流浪汉旁边。同样地，流浪汉还是头也不抬，双手捧起西瓜放回西瓜堆里，然后慢慢地走了……

谁是故事的主角？

如果我们姑且不去评论西瓜摊老板是因为怕流浪汉影响了他的生意才抓起了西瓜，还是因为有顾客在旁边他要表现一下才抓起了西瓜，但最起码，西瓜摊老板的行动是有同情心的。从将西瓜放到瓜皮堆边到后来放到流浪汉身边，西瓜摊老板似乎学会了什么。

作为一个社工专业的老师，我当时的反应为什么是"把孩子拉到另外一边""握紧孩子的手"？

还有我的孩子，在这个过程中他看到的是什么？理解的又会是什么？会不会以后同样这样对他的孩子呢？

还有那不知名的流浪汉，谁又知道他两次恭恭敬敬的"捧"代表着什么？

最后一个问题："谁是疯子？谁又更文明？"

听完这个故事，像是集体被扎中了神经，偌大的教室开始鸦雀无声。之后，这节课上得就很轻松容易了。

这节课的最后我要求学生写下自己的故事——叙事从我开始。一个个鲜活的生命故事，跃然于纸上，从开始悲伤痛苦到后来坦然释怀的经历。学生也见证了叙事自我疗愈的魔力！

本章第二节、第三节摘录了个别同学的成长手札还有改写的生命故事，我每重读一次，都满心喜悦和衷心祝福！

第二节　一起来见证成长

学习叙事治疗这门课的整个过程，仿佛就是给自己治疗的过程，我开始用不同的思维方式去看待我经历过的一些事。在过去的生活中，我过度重视生命中的主线故事（困苦、自卑、亲人离世、高考失利、失恋等）而忽视支线故事（坚强、自信、力量、历练等）。学习了叙事治疗后，我开始重新解构并重构我的生命故事，在这一过程中，我试图让我的叙事不再重复那些对我伤害却无意义的主线故事，而是努力去关注那些常被我忽视却对我"有利"的支线故事。在掌握了问题外化的技巧后，我试图把贫困与我分开，然后我忽然发现：在我的那些所谓的问题和痛苦的毒性下，隐藏着闪亮的独特性，我从中看到各种选择的可能，所以我有机会自己选择。

——战胜困难的阿玲

爷爷的去世是一件悲伤的事，但是看到所有家人在经历了这件事后都有所改变、有所成长，难道不是一件令人欣慰的事吗？换个角度去看世界，那些人和那些事没有你想象的那样糟糕。每个人生命里都有一段难以启齿的故事，但是当你走过了一段路再回头看时，那些曾经的泪水和疼痛不再苦涩难熬，它们反而成了一段感动我们、激励我们的美好回忆。

——走出爷爷离去痛苦的阿仪

通过"自演自疗"，我发现原来自己其实并不是缺乏能力，而是缺乏自信心，因为自己一直走不出高考失败的阴影，但其实已经离高考的阴影越来越远，只是自己未曾发觉而已。我想说，过去的那个自己已经被埋葬，全新的自己正整装待发，新的生命故事已悄然展开，并在继续……

——重拾信心的阿芳

一位舍友曾问过我：你好厉害，说不玩电脑游戏就立马戒了它，是什么使你改变的？我想，是因为我有了目标：努力改变；成长和承担责任；考研成功，让自己的生命精彩起来。这是我自己作为生命主体，不再是他人做出的决定，这是我想要的。

我可以将"沉迷电脑游戏，高考失败"的痛苦经历看成一团毛球，它本是过去的存在，却被我主观地抓在手里，从过去带到现在。现在，我要抛掉它，释放自我。我相信，只要我愿意和努力，就可以做到！

——与电脑游戏说再见的阿珊

叙事治疗是一种有趣且引人深思的疗法，它对于我来说是一种全新的革命力量，它引领我从"我和爷爷的故事"的困境中走出来，将我认为困扰我的东西外化出来，让我变得有能力去面对我所遭遇的困境，重写我的新故事，给予我生命的力量。

——不再烦恼的阿玲

我很清楚自己是一个很堂吉诃德的人，经常会做一些荒唐的事情，但自己却以为正确。有时候连自己都很无奈，当时自己神经怎么就那么大？从小到大，我曾经做过不计其数的出格的事情，当然有的自己也付出了代价。就说最近的"愚人节事件"，其实那件事情引发了我很多的思考，虽然我在朋友面前总是幸灾乐祸无所谓的样子，其实我内心很愧疚，一直都是。我觉得自己是一个离正常的行为标准有些距离的非正常人，呵呵。虽然有时候我也拿别人的例证来鼓励自己要相信有一天，在无数的求索过程中，我会不经意间成为一个真正成熟而又深谙社会游戏规则的"正常人"！而这样的一个过程，其实是很美的，就像蝉蜕去一层层的外壳。那是成长的痛，却快乐着……

不知道自己又胡言乱语地发了些什么牢骚，只是觉得说出了自己想说的话之后很爽！也许文字也是一种发泄的方式！终于可以安心睡觉去了，那些困扰我的思绪终于被释放出去了！

——重新找回认同的喜子

通过对自我生命故事的解构，我逐渐了解到自己是一个独立的个体，有与人交际的能力。"社交恐惧症"是我的一个小伙伴，我接纳它的存在，也相信它不会伤害我，不会阻止我和陌生人交谈。我以前觉得自己很可怜，从小寄人篱下，但是现在我有了不同的认识，我认为自己很独立，也很勇敢，孩童时期我离开父母到舅舅家生活了七年，一个人上学、一个人睡觉、一边学习、一边做家务，后来独自一人在市区读了六年中学，现在又上四年大学……虽然一直在外漂泊，但这未尝不是人生的一种锻炼。我要从这段经历带给我的负面影响中走出来，坦然面对"社交恐惧症"，做自己生命的主人。

——决心走出社交恐惧的小丹丹

一个人的责任感和意志力可以让事情出现转机。当"贪睡蛇"来的时候，我要弄清楚这件事情的意义，做出正确的决定，而不是让"贪睡蛇"成为我的借口，我有能力去改变自己的现状，我可以通过自己的努力夺回话语权，而不是让别人来控制我的生活，来裁定我。在生活中，我要培养自己对每件事的责任感而不是仅仅停留在工作上的责任感，做事情要主动积极，不要过于依赖别人。趁着自己还有能力、有力气去做自己的事情时，不要偷懒，不然等到自己年老了，想动一下，亲力亲为的时候才后悔年轻时没有好好珍惜机会。

——勇敢与"贪睡蛇"作战的阿媚

失去爸爸之后，我不能忍受再失去第二个亲人痛苦。我是一个乖孩子，我有能力去照顾自己和家人。我要让家里的人过得幸福。

在奶奶患病的时候，我应该为了让奶奶可以安心地接受治疗，承担起照顾弟弟妹妹的责任。另外，为了让奶奶少操心、少费心，我要更加好好学习，培养自己多方面的能力，用成绩和行动来回报奶奶的养育之恩。

将来无论遇到什么突发事件或者情况，我都应该沉着冷静地分析，找出解决问题的方法。我可以足够坚强自信，我有能力去改变、去处理好每一件事。

——勇于担当的阿敏

性格内向或者外向两者之间只是存在差异、并没有优劣高低之分。的确，性格外向者在很多方面都优胜于内向者，他们活跃于社交活动，广交朋友，积极热情……但是，内向者也有着外向者无法比拟的优点，他们喜欢思考、富于内省、对于一些事情更善于看到事物的本质……

事实上，很多拥有巨大成就的人都是内向的人，而并非是主流文化价值观所认同的外向者。所以，作为一位内向者，我认为自己也很优秀，我喜欢看书、思考、不喜欢热闹，这些可能在很多人眼中不如一个外向者能够让人羡慕，但是，我自己非常喜欢自己的这些特点，或许你觉得我一个人很孤单，但其实我只是在做一些非常有意思的活动，只不过这需要独自完成，而我乐此不疲。

——内向不再是病的阿萍

我即将作为一名大四的学生。时隔两年，我的心态再次发生了翻天覆地的变化，我认为自己应该好好审视一下自己，因为在我们的生活中，还会存在那些感人的爱情故事。当初或许是我自己做得不够好，所以女朋友才会离开我。我对爱有了新的定义。我告诉自己要从这件事情中吸取教训，让自己以后更加懂得去爱别人。如果自己遇到了一个值得自己去爱的女孩子，那就勇敢地去追，好好地去呵护。只要自己的所作所为对得起自己的良心就行，倘若那个女孩子有一天还是会离开了我，请不要悲伤更不要难过，那只能说明她不是自己命里注定的那个人。也不知道是不是上天故意的安排，两年后我跟前女友和那个好朋友再一次有了联系，我只是抱着一颗对于朋友应有的真诚与平静的心跟他们交流，也正是抱着这样的心态，所以我现在的生活平静了许多。或许，目前的一切才是最好的安排。

——放下了的阿勇

现在的我不再是以前受"讨好鬼"摆布的傀儡，而是鲜活地属于我自己。对于家人朋友，我愿意表露自我，表达自己的真实感受，适当地"say no"（说不），不会委屈自己，勉强自己做自己不愿意做的事情。

——学会"say no"的阿怡

......

第三节　一起改写生命故事

故事一：做自己的主人①

这个故事发生在我上五年级下学期快放暑假的时候，它的发生改变了我的人生态度。那时候的我是一个长头发的女生，身材纤瘦，受到班里一些男孩子的欢迎和喜欢，还被评为"班花"，同龄人都说我很漂亮。那时候的我开始有点懂事，在学习上比以前认真了，成绩也有所提高。老师喜欢我，让我做她的课代表，我感觉到老师对我的信任和喜欢，认为自己是老师的亲信，因此特别自豪。有一天，我同桌问我："你的后背怎么有那么多的头发？"我一看，真的掉了很多头发，背上地上都有。那时候我还小，不懂事，觉得掉头发没什么大事，头发还会再长。就这样到了暑假，我的头发还是掉得很严重，渐渐地，我的后脑勺有一块地方已经掉光了。有一次我和妈妈一起洗头，她问我怎么回事，我不知道该怎么回答，后来洗头发的时候我所有的头发都打结了，弄不开了，我急哭了，才将这段时

---

① 作者：岭南师范学院法政学院，2012 社工班，莫惠惠。

间一直掉头发的事情告诉妈妈。

我很害怕，担心是不是患了什么大病，实在不明白为什么会这样。妈妈带我去药房买药吃，去看医生开药，但情况都不见好转，头发还是不停地掉，到最后，我只能戴着帽子出门上学了。这是我极不愿意面对的事情。可是没办法，不戴帽子，我连家门都不敢迈出去。我走在街上，人来人往，很多人都回头盯着我看，有一些人还指着我说为什么这小姑娘会没头发，我自卑地抬不起头来。记得小时候，妈妈为了方便照顾我，经常把我的头发剪成男孩头，认为那样容易打理。我一直羡慕留长发的女生。在我三年级的时候，妈妈终于答应了让我留长发，我特别开心，每天上学前都要想着怎么梳头发会更漂亮。看到电视剧里好看的发型，我自己也会学着弄，还买了很多的发夹和头饰，就是为了做一个美美的女生。可是快乐的时光如此短暂，到五年级时我的头发不明原因地掉光了，我的心也跟着一起碎了。妈妈带我去医院检查，各类检查都做了，检查结果都显示是正常的，我不禁问：我到底是怎么了，为什么会这样？

这件事严重地困扰了我的生活。我每次出门都需要戴帽子。在戴帽子的日子里，同学们远离我，把我当成病菌，在我背后议论纷纷，甚至还当面取笑我，陌生人也对我指指点点。我不敢交朋友，除了少数同学外，没有人敢和我亲近，我觉得很自卑很伤心，在别人面前抬不起头来。我拼命地学习，为的就是有一样东西不输给任何人，我的努力没有白费，我的成绩名列前茅。成绩上的成功只是暂时的慰藉，我每天过着吃药、擦药、戴帽子的生活，心里特别难受，我不知道何时才能结束这种生活。我想把内心的苦楚和别人说，可是却说不出口，也没有人愿意听我诉说。我虽然有一两个朋友，但也不是交心的那种，我跟她们也说不出来。妈妈刚开始安慰过我，但是在全面检查找不到病因之后，她开始在我的生活习惯上找原因，她一直认为是我看电视看太多，电视辐射导致的掉发。那段时间，我在学校很压抑，在家里脾气也很暴躁，每当我想看电视舒缓一下心情的时候，妈妈就说："还看电视，不怕辐射，不要头发了？"每当听到这句话，我欲哭无泪，头发的事情不是我想要的，妈妈这样说让我感觉是我自己的错使自己失去了头发。我很无助，也很无辜。妈妈整天念叨着辐射和头发的关系，让我很难受，所以经常和她争吵。我说话变得大声、粗暴，因为我觉得妈妈说的话伤到了我，有时候我也会说一些过分的话伤害她，我们的关系变得很紧张。

每天我起床的第一件事就是祈祷我的头发能够赶快长出来不再掉发了，这是我最大的愿望。有人说千纸鹤能够祈福，我折了好多的千纸鹤希望它能够保佑我的头发健康。我还折了很多星星串成一条条链子，这些星星里有一部分是夜光的，我想以此来鼓励自己，即使在黑暗的日子里，我们也可以保持自己的光芒，黑暗总有一天会过去，在黑暗中星星发出的星星点点的光最终是能够和光明汇合在一起的，所以我不会放弃的。

在这段煎熬的日子里，我内心有太多太多的话想说，但苦于找不到人倾诉，于是就天天写日记。那段时间积攒下来的日记本有四本之多。在日记本里，我可以随意诉说，在上面任意涂写、任意发泄，这使我的心有了寄托。这样的日子持续了三年，吃药让我的身体有了副作用，我开始发胖，没有了头发，身材又胖了起来，我觉得难以见人，感到无比的伤心。

后来有一个阿姨建议我将头发送去广州中山大学研究院去化验，这才把我的病因找了出来：缺乏微量元素钙和锌，另外体内含铅量过高，这些微量元素的不平衡对人会产生很大的影响。我开始配合着吃医生开的药，补钙、补锌、排铅，我的心燃起了小小的希望。吃药坚持了半年，我的头发开始有起色了，我的困境在慢慢改变，到现在，我的头发不算很多，始终无法恢复到原来那样多、那样密的状况，但已经在逐步地恢复了，这已经是较好的结果了，所以我仍然感恩。现在的我，视我的头发为第二生命，我不喜欢他人触碰我的头发，因为我觉得它很脆弱，不想让它受到任何伤害。每次回想起这个事情，我的心都有淡淡的忧伤，尽管事情已经过去了，但我无法忘记那一段日子我是如何走过来的。

这段故事是我人生的一个疤痕，一个伤痛，我无法忘记，现在的我可以平静地把这件事说出来，说明我已经能够跨过心里这道槛了。我有时候会去翻看我那段时间的日记，发现自己那段时间真的变了很多，内心遭受了很多。我会想：当初的我为什么会有自卑、无助、痛苦的感觉呢？我为什么会脾气暴躁以致用言语去伤害家人？这一切都是有原因的。

如果是男生，面对掉发的反应可能和女生不一样。不同的人面对同一事情，他的反应也是不同的。当初的我之所以觉得掉发是一件晴天霹雳的大事，与社会爱美的文化观念有关。爱美之心，人皆有之。每个人都想以姣好的面容面对他人，给他人一个好的第一印象。第一印象并非总是正确的，但却总是最鲜明、最牢固的，在对方的头脑中形成并占据着主导地位，决定着以后双方交往的过程。很多时候和很多人只是一面或者几面之缘，别人没有时间了解你的内在，记住的只有对你的第一印象，这就是他印象中的你。第一印象不好，我们通常不会选择和那个人继续交往。外貌是形成第一印象的一个重要因素。很多时候我们说："这个人看上去长得很不友善"，这个"不友善"是由他的外貌、穿着、言行举止构成的，第一印象也受这几个因素的影响。我们看他人一般首先看到的就是外貌和穿着，外貌和穿着的情况会影响我们对一个人的第一印象，虽然这么说可能有点外貌协会的嫌疑，但是这确实是很多人都有的一个倾向。女生比男生更看重美，喜欢把自己打扮得漂漂亮亮的，所谓"女为悦己者容"，听到他人夸赞自己漂亮，自己会很开心、很自豪。此外，小时候我拥有长头发的时间很短，只有两年多的时间，这两年多的长头发是在9年的假小子头之后才有的，我对长头发的无限渴望加上长头发的"来之不易"，使我对长头发格外珍惜，很想将自己的长头发打理好，展示给其他人看，得到他人的赞美。无奈拥有的时间太少了，我觉得多年的渴望没有得到完全满足时幸福就被夺走了，心中自然愤怒、痛苦。

掉发后，妈妈带着我多处求医吃药却没效果，使得我内心的焦虑增加，希望被时间一点一点地消磨掉了，不知自己的头发何时才能长出来，以至于内心有强烈的无助感。药有三分毒，长期地吃药让我的身体产生了副作用，身体逐渐发胖。现代社会以瘦为美，这让我觉得自己不仅失去了头发，连身材也变得肥胖，与美再无交集了，感到无比的自卑。每当我看到别人的长发和纤瘦的身材，我就会觉得自己很丑，根本抬不起头来看别人，自卑的心理越来越严重了。

每个人在受到外界压力、挫折的时候，都会通过逃避或者伤害他人的方式来进行自我防卫，也就是会出现心理防御机制。当我失去头发的时候，我的脾气变得暴躁。当妈妈认为是我看电视太多，电视的辐射导致脱发的时候，我内心很委屈，加上妈妈天天念叨着这个事情，让我觉得伤痛非但得不到安慰，还遭到她的责怪和伤害，我的愤怒就爆发了，就会说一些伤人的话去伤害妈妈。在这个过程当中，我将自己愤怒的情绪发泄在妈妈身上，通过语言回击的方式，赋予语言伤害他人的力量，使妈妈也受到伤害，也使自己和妈妈的关系变得紧张。其实在这个过程中，我对妈妈也心有怨言，因为妈妈从小用长辈的权利不让我留长发，使得我在前9年的时间里都不能留自己想要的长发，突如其来的变故使自己享受长发的时间中断了，遭遇近似毁灭性的打击，我会埋怨妈妈为什么小时候不让我留长发，这些怨恨碍于妈妈的权威不敢表达出来。但当面对妈妈带有指责性话语的时候，我积压在内心的怨恨就会爆发出来，使得语言的冲击力和伤害性更大，对母女关系产生很大破坏。

在经历了这件事之后，我的性格发生了很大的变化，从以前对很多事情无所谓变得对事情逐渐上心，学会冷静下来去看待一些事情，即使内心忧伤，但是面对同学的时候学会了控制情绪和忍让。这一切变化，都是从这一痛苦事件开始的。是它打破了我生活原有的平静，使我的外在容貌发生了变化，使我在那三年里饱受自卑、无助的折磨，但是它也是我人生的第一个转折点，它并不像中考高考那样是学习生涯的转折点，而是我人生思想觉悟的第一个转折点。在这件事发生之前，我是一个疯孩子，什么都不懂得思考和珍惜，有时间总是玩而无视学习，对父母的教诲不放在心上。在这件事发生后，它让我变得暴躁、伤心、痛苦，这也是我人生的第一次情感波澜，而且持续了三年。在这三年里，我从焦虑、悲伤、无助、痛苦，到逐渐去接纳、去体谅，再到后来的珍惜。我在一点点地成长，它使我的精神面貌发生了变化，我在克服这件事对我产生的消极影响的同时学会了坚强、不放弃，我找到了人生中支撑我的正能量信念：Never give up（永不放弃）！努力努力再努力！我每次对家人发完脾气之后都会感到愧疚，我会去反思到底是什么问题导致争吵？家人的初衷是什么？我渐渐学会了体谅家人的不易，一家人在一起，即便有争吵，彼此仍然是珍贵的，需要我们去体谅和珍惜彼此。此外，在生活中要尽可能避免语言暴力。可能有些人会认为语言只是说说而已，可是语言的使用在不同人的身上产生的力量是不同的。语言是相互沟通交流的工具，需要双方去共同建构。一方用语言安慰另一方，另一方也会做出回应；而一方用语言伤害另一方，另一方会用更具伤害性的语言进行反驳，这样下去只会导致无休止的语言暴力，从而严重影响彼此的关系。所以我们要慎用语言，让语言表达我们对他人的关心而不是削弱信心，不要随心所欲滥用语言，让语言伤害到那些关心我们、爱我们的人。

当我回看那一段时间所写的日记，满满的故事，满满的感受，还有那纸张上的泪痕和笔尖划破的痕迹，我会想：当初的我是在怎样一个情境下做出这些行为的？为什么泪会滴在日记本上？我是愤怒到何种程度以至于在写日记的时候把日记本都给划破了？这些日记本是我心路历程的见证，记载着我的泪、痛苦和无助，见证着我一步步走来的不易。虽然当初写下的很多东西都是负能量的、但是今天的我去回看当时自己的心情记录，心境就不一样了，想到的东西比之前也深入了很多。

当初的我只看到掉发这件事，觉得它让我在别人面前抬不起头来，让我自卑，可是看看现在的自己：学习成绩优异，经常苦中作乐、乐观向上，考虑他人的感受，喜欢帮助他人，这些品质是什么时候开始的呢？就是经历过掉发事件，重新恢复后开始的。那时候的我对世界仍然充满感恩，虽然很多人因为头发的事情嘲笑过我，但是我已经不记恨他们了，他们有他们说话的权利，不是吗？我不能剥夺他们的权力，我也有我自己的权利：调整自己的情绪和心态。我只要掌握好自己的权利，不去侵害他人的权力，做好自己认为对的应该做的事情就可以了。报复心理不好，这说明我们的心胸狭隘，我们是一个低自尊的人，难以接纳他人对自己的评价。掉发事件是我平静生活的破坏者，也是我积极人生的重塑者，从那以后，我觉得我看问题的视角发生了变化：不再只是看到问题的负面影响，而是学会了接纳和反思，并从中寻找自己可以改变和成长的机会。

现在的我，在面对困难的时候不会再退缩了，而是选择勇敢面对，积极应战。我不会选择坐以待毙或者等待他人的支援，我要做自己命运的主宰，掌握自己的命运，尝试改变。虽然有一些事情是客观的，无法改变或者短期内难以改变，但我们可以改变自我认知，改变自己对它的看法和态度。问题虽然发生在我身上，可是我不是问题，问题借着我的身体发挥负面影响，散布负能量，让我产生负面情绪。只要正确认识问题的存在，看清楚是问题产生不好的结果而不是我，那就能够使自己的思想负担轻一些，思维更加开阔一些，得到的思考和想到的解决方法就会多一些，那问题解决的可能性就会越来越大。

我相信：我们可以做自己的主人，解决自己的问题，问题的产生看似伴随着负能量，但我们只要能够正确认识它，明白问题的症结所在，就能够在问题中找到我们更好生活的力量。人的力量是无限的，先不说改造世界的宏伟目标，但是可以改变自己，掌握自己的命运，这一切都需要我们去努力，从认知的转变开始，在生活中寻找一种在任何时候都可以支撑自己的正能量，将正能量贯彻到生活的方方面面，在面对困难和问题的时候，我们就有了精神支撑，有了克服困难和问题的勇气和信心，我们的生活一定会发生好的转变，变得更加积极向上，勇往直前。

故事二：我与自卑的恋爱史①

当不了美丽的白天鹅，也要做一个自信的丑小鸭。——题记

相　识

在那么多的节日里面，我最喜欢过的节日是春节。因为春节都是最喜庆、最热闹的时候，看着到处挂着的红色灯笼，看着每家每户贴着的春联，听着那此起彼伏的鞭炮声，听着左邻右舍的欢笑声，我的心情也会不由自主地欢快起来。因此，每当春节向我慢慢走来的时候，我都会异常幸福。

可是，在那么多节日里面，我最讨厌过的节日也是春节。因为每到春节，亲戚们都会欢聚一堂举办一年一度的"选美大赛"，评论谁长得漂亮，谁长得一般。而在这场选美大赛中，我永远都是输家，我的外貌总会被他们评论得一无是处。因此每当过春节时，我都特别害怕，恨不得躲进被窝里长睡不起。

记得五年级的那个春节，我特意早早起床让姐姐帮我化妆，梳了个潮流的发型，然后仔细谨慎地挑选了一套自己穿起来最漂亮的衣服。为了让自己看上去漂亮一些，我端正地坐在椅子上纹丝不动，看着餐桌上烤得焦

---

① 作者：岭南师范学院法政学院，2012 社工班，张靖霞。

黄脆嫩的肉被浓香的汁液包裹，扑鼻的香味阵阵袭来，我馋得不行，可生怕自己的吃相有损形象，我不得不狠狠地把口水咽了回去，希望通过这些改变，让长辈们对我的外貌有所改观。可是事与愿违……我姨父端详了我好久，我以为他想夸我，内心激动不已，却没想到他当着所有的亲戚说："在你们姐妹里面，你皮肤算是最差的了，阿娣长得很不错，随便穿一件衣服都很好看。阿娟好有气质呢，带顶帽子很有范呢"。姨妈听到后，也掺和进来，她握住我的手，上下打量一番，轻轻叹了口气说："他们几个里面，阿霞的确长得没那么漂亮。"这时候其他亲戚向我投来关爱的目光，笑着说："你们不要这样说她，阿霞也不是很丑呀。"

当时的我真想消失在这个世界，感觉自己被失望的苦水泼了一身。我不知道该如何回应他们的对话，我也不知道应该如何隐藏自己的尴尬，我生怕自己的泪水汹涌而出，因此以上厕所为名逃离了那个处境，可是躲进厕所之后，我再也忍不住了，一连串的泪水不停地往下流，一种压抑的感情如泰山压顶般向我袭来，我感觉我的心脏要窒息了，他们的话语就像一把尖锐的刀直刺我的心，感觉五脏六腑都快要破裂了。不管我多么努力去改变自己的样子，可是最后还是会被伤得体无完肤。我的模样就真的那么差吗？就那么不惹人喜爱吗？这些问题不断闪烁交织在我的脑海里。从那以后，自卑便开始深深地恋上了我，不管我走到哪里，它都会死死地跟着我，与我形影不离。

除了我亲戚说我长得丑外，连我妈妈平时也经常对我说："阿霞，好多人都说你长得像我，你生气吗？阿霞，你就穿得好看一点呀。你这么矮，你就穿高一点的鞋子呀。你看看，你以后肯定会像妈妈，都是肥肥胖胖的。"妈妈和长辈们的这些言语仿佛都在给我传递一种信号，我在他们眼中就是一只丑小鸭，而姐姐、妹妹则是一只只美丽的白天鹅。这些信号也仿佛在告诉我，你就是一只丑小鸭，一只无论多么努力、多么拼命打扮，却始终做不了白天鹅的丑小鸭。也因为这些信号，我与自卑的感情变得越来越好，我们仿佛融为一体，如胶似漆，它的出现也打破了我生活的宁静，让我的生活泛起了阵阵涟漪。

相 爱

在自卑的影响下，我害怕与长得帅的男生交流，甚至不敢与他们有目光接触，有时见到前方有长得帅气的男生向我迎面走来，我都会不自觉地扭头就走，绕道而行。此外，我对长得美的女生也会产生抵触，经常把她们的美丽看成自己的失败，因此我害怕和长得美的女生走在一起，更害怕别人拿我和这些美女作对比，为了不使自己受伤，在大学以前，我在交朋友的时候，都会不自觉或自觉地选择长相一般的女生。

在自卑的影响下，我不敢和长得帅的人拍拖，因为害怕别人的舆论，害怕听到别人说这么一个丑小鸭竟然也可以泡到那个帅哥诸如此类的话。更重要的原因是我的自信早已被自卑吞噬得一干二净，觉得自己没有如此大的魅力可以让这个帅哥只钟情于我。因此我一直信奉：与其整天提心吊胆他会被抢走，还不如不要。

自卑还导致我害怕在众人面前表现自己。每当要发言的时候，我的心就会越跳越快，像节奏越来越快的鼓点，时而大声，时而节奏不一。有时在路上遇到熟人，如果我觉得那天比较丑，就会隐藏起来，躲在一个角落里一声不吭，或者像小偷见了警察一样撒腿就跑，有多远就躲多远。

这些行为的产生，这些思想、信念的产生都离不开自卑的"功劳"。自卑导致我产生了人际困扰和心理困扰。我常常在想，假如我不自卑，我是不是会生活得更精彩？我是不是会活得更洒脱？更无拘无束？更自信、更阳光、更开朗？每每想到这里，我常常会有一种冲动，很想把我的长辈们狠狠地骂一顿："你们知道什么叫言语的杀伤力吗？你们知不知道自己的言语毁了一个人的童年、伤害了别人的自尊心吗？就因为你们这些言语，这些年我一直都在做'低头族'。你们这样和刽子手又有什么区别？你们可以还给我自信吗？"

分 手

可是上大学后，我开始厌倦了与自卑待在一起，我讨厌那个被自卑控制的自己，我更讨厌那个被自卑弄得无精打采的自己，我开始怀念小时候那些不自卑的日子，那些无拘无束的快乐日子。因此我向自卑提出了分手。可是已经恋上了我20多年的它，会那么轻而易举地就离开我吗？但是我相信，只要我意志够坚定，那么离我和自卑成为最熟悉的陌生人的日子便不远了。为了让这个目标早日实现，我向叙事治疗法这位爱情顾问寻求妙方，他告诉我要采取以下"三步走"战略。

①要想与自卑分手，我不仅要看到自己的主线故事，更要看到支线故事。

如果我仅仅看到亲戚们对我的外貌评头论足，导致我产生了自卑心理和人际、心理困扰，那么我就会觉得自己好可怜，同时觉得这个世界对我充满了恶意。但是叙事治疗法却告诉我不应该仅仅看到自己的主线故事，还应该关注自己的支线故事。没有亲戚们的评头论足，哪会有我今天的厚脸皮，哪会有今天努力读书的我？没有他们的评头论足，我哪有动力去努力学习，在家做个好孩子，主动做家务？正因为外貌得不到赞许，我才会在其他方面努力，以此来引起他们的关注和赞美、掌声和鲜花。

②要想与自卑分手，就需要谅解我的母亲和亲戚。

如果你问我喜欢我的亲戚们吗？说实话，我真的不喜欢，甚至有点恨。因为他们让我伤心了那么多年。可是叙事治疗法却告诉我，问题不是一开始就有的，是被建构出来的，我不应该将人与问题绑架在一起。叙事治疗法还安慰我，他们对我评头论足不是有心的，更不是故意的，他们只是文化素质比较低，说话比较直，不会考虑别人的感受，可他们是无心的，他们不知道这会夺走我的自信，抹杀我的快乐。因此原谅他们的无心之失吧，他们文化素质不高但并不代表他们是有问题的人。就像有精神病的人并不是精神病人，认不了路的人并不是白痴。当将人与问题分离，将问题外化后，我发现自己能宽容和接纳他们了，希望有一天当他们再对我的外貌做出负面评价的时候，我能够释怀并坦然地说："你们有见过这么可爱的丑小鸭吗？"我期待着这一天的到来。

③要想与自卑分手，就需要接纳自己的不美不体面

发生了的过往是既成的事实，这些不幸的事实就像大山一样压在我身上，我不可能对它视而不见，也不可能绕道而行，更不可能回到十多年前重走我的童年路去改变它。因为过去的已经过去了，再也无法回到原点。想到这里我的确很伤感，可是叙事治疗法却问我："你又何苦一而再再而

三地苦苦纠缠这些已经发生的事情呢?"这句话给我当头棒喝,是的,我又何必再纠结于过去呢?我倒不如回到记忆的深处,找到那个躲在黑夜里抽泣无助的小身影,走近她,拥抱她,然后为她擦干眼泪并对她说:"女孩不哭,你不美可是也不丑啊,而且你性格可好了。"最后,真诚地和她握手说再见。

后 记

过去的我,或许会想把这场爱恋抹得一干二净,或许会想把这场爱恋当作痰一样随意吐掉,可是现在的我反而很感谢自卑曾出现在我的生命中,没有它,或许我不会明白自信的可贵。没有它,或许我不会意识到每个人都有自己的魅力,是它使我相信"自信的人才是最漂亮的,不卑不亢才是我们每个人应有的选择。"因此,感谢你,自卑!可是现在我要开启我新的生活了,所以我要慢慢地遗忘你,我还要多久才能忘记你呢?或许要几个月,或许要一年甚至若干年,但是我始终相信终有那么一天我会把你忘得一干二净,这一天肯定会来的,而且就在不远处了!我也相信属于我的真爱——自信正在快马加鞭向我赶来,然后执我之手,与我偕老,携我看夕阳悠悠落下,看飞鸟划过天际,看白云重重遮蔽天日……

与恶心的自卑的分手证明

兹证明张靖霞女士已经和恶心的自卑分手。

张靖霞女士现已与恶心的自卑分手了。恶心的自卑即将离她而去,不再纠缠她。

她现在已经不再与恶心的自卑交往了,而是沉浸在追求帅气的自信的喜悦之中。

日期:2015 年 7 月 1 日

签名:张靖霞

故事三：写给童年的自己[①]

亲爱的小换儿：

　　小换儿，你好！好久不见了，你……你……你还好吗？

　　我……我现在很好，上大学了，主修社会工作。这次给你写信是因为该专业的一门课——叙事治疗让我有勇气和机会面对过去的你，重新拾起那段我不敢提起、也不愿被提起的故事。

外婆给的童年

　　你出生在20世纪90年代，有一个很特别的名字——换儿。看到你名字的人都会问一句："你有弟弟吗？"小小年纪的你不会计较别人问话的用意，也不知道名字的含义。你皮肤很黑，所以很不情愿地被人叫成"黑妹"，而每当玩伴取笑你是黑妹时，你或是强忍泪水，或是快步离开玩伴。你与当时很多农民家庭的孩子一样——在外婆家生活，即便你们家只有三个孩子。因为你妈妈要工作没有时间照顾你，而你奶奶嫌弃你是女孩不肯照顾你。所以，你说你从小就离开爸爸妈妈跟着外婆生活。然而，那时候的你并不知道原因，也不知道这些将如何影响你的生命故事。

　　你最爱外婆，在外婆家的日子是你目前为止最幸福的日子。外婆特别疼你，不舍得打骂你，事事顺着你，但你却未能成为许多权威书中所说的"被隔代教育残害了的孩子"。因为你知道世界上最爱你的人、你唯一可以依靠的人是外婆。所以，你害怕失去唯一的"亲人"，从小就不敢任性、不会调皮和发脾气，只会小心翼翼地享受着外婆给你的爱。

　　你童年快乐的记忆里只有外婆：你生病了，并不像小学语文教材说的那样，妈妈冒雨背着你去看医生，背你去看医生和一夜守着你的人永远是外婆；你饿了，给你做饭的是外婆；衣服脏了，给你洗衣服的是外婆；天气热了，给你扇风的是外婆；睡不着了，半夜起来陪你聊天、给你讲故事、陪你看电视的是外婆；玩伴取笑和欺负你时，安慰和保护你的是外

[①] 作者：岭南师范学院法政学院，2012社工班，刘换儿。

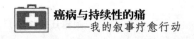
婆；你所有快乐和温馨的事情都与外婆有关，而且小孩子最重要的五年你都跟外婆一起生活，所以你离不开外婆。

"爱" 回家

后来，你爸爸妈妈要你回家。你不想回家，舍不得外婆，但你却没有勇气说出口，因为五岁的你不知道如何道出心中的诉求。然而，外婆却没有察觉到你的小心思，她对你说："乖，回家听话。"你强忍泪水走上车……在车上，你只知道那两个成人让你叫爸爸妈妈，但你不知道"爸爸妈妈"代表着什么。

回家后，你的记忆是黑色的。没有外婆的"家"让你觉得很害怕，你不会主动跟家人说一句话，喜欢一个人躲在房间里默默地流泪。想外婆了，你哭；没有要好的玩伴，你哭；没有足够安全和自在的活动环境，你哭。自幼不轻易落泪的你跟我说，你曾在饭桌上大哭，那也是你经历了无数次默默流泪后第一次在爸爸妈妈面前哭。然而爸爸妈妈却以为你是因为不喜欢饭菜而任性大哭，也不曾去深入了解你的内心世界。

小小年纪的你以为自己害怕一个人，却不曾发现自己是害怕孤独和不安全感，而你的爸爸妈妈却永远让你一个人待着。那天，你要参加幼儿园的文艺表演晚会，姐姐按照与老师约定的时间把你带到幼儿园的滑梯处就回家了。在那里，一个五岁的小朋友独自等候了整整一个下午，没有玩伴也不敢走开，后来才得知是姐姐搞错了等候的地点。万幸的是晚会前老师找到了你，但老师并未给予你安慰和问候而是责怪你未能准时出现，接着便为你化妆并把你带到了晚会现场。来到现场，你被安排坐在小伙伴隔壁，小伙伴们的爸爸妈妈都来了，还带着零食，但你并没有寻找爸爸妈妈的意思，而是吃着小伙伴的零食等候着表演的开始。直到晚会结束，小伙伴们跟着爸爸妈妈走时，你才大声地哭起来，还隐约地听见有人问"这是谁家的孩子？怎么会一个人……"你的害怕和无助源于你恐惧一个人，你不知道回家的路，也说不清楚自己是谁家的孩子。

我想对你说

回忆无论是好是坏都是成就今天完整你我的印记。你说你都记得，但却不愿意向别人提起，因为一旦提起你便泪流满面。我说你只是缺乏面对过去的勇气，才误以为那是你的命，是你的爸爸妈妈不应该知道的事，是你只愿意与我分享的心事。

我想对你说："小换儿，你很幸福，因为外婆用地最无私的爱滋润了你的童年。小换儿，你很勇敢，因为你承受了不该承受的孤独和无助并勇敢地告诉我这一切。"

我主修社会工作，听了你的故事我想到了两个词——成长环境、家庭环境，另外，我还想到了一句话：你是个有故事的人。你的经历可以用专业知识和社会现象来解释。

首先是成长环境。传统文化的影响使重男轻女的思想在农村盛行，德高望重的思想传统的老人和成年男人顺理成章地掌握了话语权，女性注定成为最直接的牺牲品。因此，在叔婆的"指导"下，他们给你起了一个很特别的名字——换儿，寓意你家应换一名男丁，以满足传宗接代的需要。同时，重男轻女的思想让你与你的爸爸妈妈分开生活，并且没有属于自己的户口，人称"黑户"。基于上述原因，你所承受的一切似乎得到了合理化的解释。社会氛围的影响和传统文化的毒害注定你是这场思想角逐里的牺牲品，你没有上诉的权利，缺乏诉求的渠道，只能被迫接受一切不合理的待遇。你只有依靠强大的内心去抵抗外界的不良影响，摆脱传统思想的残害，才能活得像一个普通人。

其次是家庭教育。社会环境和传统思想的影响不应该是健康的成长环境被夺走的理由，因为教育能够纠正错误的思想，摒弃腐朽的文化。所以，你的情况归根结底是由于家庭教育不到位。这里提到的家庭教育是指你爸爸妈妈应受的家庭教育以及你所受的家庭教育，并侧重指亲子教育。显然，家庭教育中的亲子教育不到位致使你失去与你的爸爸妈妈一起生活的权利。在你们双方严重缺乏家庭教育的情况下，你蒙受黑户的尴尬，不懂得排解被叫成"黑妹"或"换儿"的负面情绪，你参加的表演台下居然没有你的"家庭观众"，甚至你的内心世界不曾对你的爸爸妈妈一起敞开。

不难发现，在你的家庭中缺乏亲子沟通，你的经历全凭自我消化，从未得到过及时的引导和帮助。

你是个有故事的人。心智的成熟更能体现一个人的成长。自幼你便需要与自己的心谈判，克服被取笑、被"抛弃"（先后在外婆家和你自己家里生活）的心理障碍。专属你的故事是你心理素质得到锻炼的证明。

那么你能健康成长的原因是什么呢？

原因只有一个：改变。

首先，五岁以前属于小孩发展的游戏阶段，需要亲人的陪伴和游戏。外婆改变她的生活主动融入你的生活，用时间和精力将陪伴进行到底。

其次是家庭教育得到重视。你的家庭经济状况好转，你的爸爸妈妈愿意花更多时间和精力改善家庭教育，重视亲子教育。妈妈放弃工作回家做全职太太，陪着你做功课，陪你做游戏，主动做你的观众和听众，你也重新回到一个完整的家庭中，过着普通家庭应有的生活。

最后是你的性格改变了。逐渐丰富的人生经历让你明白乌云终究会散去，良好的性格才能使你拥有正能量的生活。因而，开朗、活泼、直爽和乐天几乎是所有认识你的人给你的同样的评价，你积极交友，扩大自己的人际圈，刻意锻炼你自己的心理承受能力和问题解决能力。

综合上述，你的成长并没有偏离健康的轨道，只是缺乏与心灵对话的勇气。

我只是敢和别人不一样

过去的你是现在完整的我的重要组成部分。我只是敢和别人不一样，而非传统文化和重男轻女思想的牺牲品。"牺牲品"在一定程度上可以解释为弱势群体，会在不同场合被别人可怜甚至取笑。当社会给我贴上"牺牲品"的标签后，家人会高度关注我的内心世界，同龄群体、老师等在与我相处时会刻意回避某些话题，或者他们说话的方式和眼神中难免掺夹着怜悯。起初，我也接受"自己是可怜的，是弱势群体"这一说法，所以拥有一段不能接纳自己过去和自己肤色的经历。一旦别人谈论名字和肤色的话题时，我会刻意回避或转移话题，而当别人用取笑的口吻谈论这些内容时我会当众落泪。另外，当别人说到老二或童年等话题时，我会坚定地告诉对方有例外的情况，强调自己是健康的，而这归根结底是我害怕别人异样的眼光。

后来，我受到专业知识的内化，开始懂得接纳自己的过去和不足，开始重新分析自己的情况以及"黑妹""换儿"和"牺牲品"等标签对我的影响。我放下较强的防卫机制，选择正视问题，接纳自己。虽然我的过去没有爸爸妈妈的参与，但却是幸福的，不必因权威专家的著作分析而深信自己是受害者；我的名字没有很悦耳，但却是中国传统名字文化的记录，不必因别人的恶意而感到难堪；我的肤色即便黝黑，但也不能阻止我与阳光拥抱，那我何苦自卑呢？此后，当别人提起我的名字时，我总能自如地回答，甚至在很多会议和交流会上我会主动分享自己名字的由来以博得大家对我的深刻印象。当别人说我皮肤黑时，我总能接纳自己并自嘲不是肤浅的人，也从未生活在阴影底下。当老师授课时需要借用我的案例解释某种现象或问题时，我总能大声回答道："当然可以呀。"

最后，我的总结是：我只是敢和别人不一样，请别往我身上贴标签。

祝福小换儿，感恩有你。

很爱你的换儿
2015 年 7 月 7 日

故事四：同"雷魔"对战——重写生命的故事①

每个人都有一些自己特别害怕的东西，有的人害怕动物，也有的人害怕游泳，而我却害怕打雷。在我的生命中与"雷魔"有很多不得不说的故事……

初见"雷魔"

我出生的那天"雷魔"初次出现。那天，下了一场大暴雨，雷声轰鸣。我对世界最初的感知来自"雷魔"恐怖的、震耳欲聋的声音，"雷魔"的一声狂吼，把我吓得哇哇大哭。"雷魔"似乎很喜欢用自己的粗犷声音

---

① 作者：岭南师范学院法政学院，2012 社工班，陈欣燕。

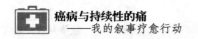
来吓我，要不然为什么从第一次遇见后，"雷魔"就不愿离开我了？

与"雷魔"躲猫猫

小时候，父母因为工作繁忙，经常留我一个人独自在家。而每逢雨季，"雷魔"都必然会如期而至。小时候的我，只有一颗脆弱的、渴望被保护的心和一副瘦小的身躯，无法抵制对"雷魔"狂吼的恐惧，只能一个人悄悄地跑到父母的房间，用父母的被子把自己包得严严实实的，把自己隐藏起来。闻着残留在被子上的父母的气味，我才能感觉到安心，就像父母在我身边安慰我、陪伴我一样。可是，我多么希望抱着我的不是被子，而是我亲爱的家人，多么希望有一个人可以和我一起对抗"雷魔"！

真的怕"雷魔"

在幼年经历了被"雷魔"经常骚扰、欺负和吓唬的日子后，上小学后，我似乎慢慢开始对"雷魔"熟悉起来，好像不再怕"雷魔"了。然而，我在变强大的同时，同龄人却没有变得强大，依旧在"雷魔"出现的时候被吓得面容失色。大家在害怕的时候，也对我的淡定感到惊讶，同时也出现了一些质疑的声音。

A：那个×××，为什么不怕打雷啊？

B：女孩子不是都怕打雷吗？她是不是女孩子啊？

C：可能她耳朵有问题，如果她耳朵听得到雷声，肯定会像其他人一样害怕！

D：……

似乎大家都认为，我作为一名女生，应该害怕"雷魔"。害怕"雷魔"是正常的，我不害怕是不正常的，所以我就应该害怕"雷魔"？就算我心里不害怕，我也应该装出一副害怕的模样？

慢慢地，每次"雷魔"出现时，我都会用双手捂着耳朵，面露恐惧的表情，以此告诉周围的人，我在害怕"雷魔"，似乎也在暗示我自己：我害怕"雷魔"，所以我是正常的。

"雷魔"之死亡笔记

初中的时候，曾经听说过一个传说：每当"雷魔"降临人间的时候都是带着任务来的：在人间带走一个凡人，回去帮他工作。

第一次听说的时候，我根本不相信这个传说。"雷魔"似乎知道了我不相信，于是那一年，"雷魔"亲自向我证明了传说的真实性。翻开那本陈旧的笔记本，往事又一幕幕在脑海里浮现，有些伤痛虽然已经过去很久，但我越想忘记，它们在我心灵深处的痕迹就越发清晰，生命中总有一些事情无法逃避。

2006 年 6 月 8 日 星期三　雨、打雷

下午，乌云密布，狂风骤雨，电闪雷鸣。"雷魔"又来了。今天的"雷魔"，仿佛要将整个宇宙吞没。整个下午雷声都没有停过，而我整个下午也心乱如麻，好像我要失去什么重要的东西似的。好不容易熬到放学，但我的心情却没有一点点好转，雨也下得越来越大，雷声不断。回到家中，一个人都没有，气氛十分诡异，空气也让我感到窒息。而隔壁的伯父家里却异常地有许多亲戚在，当我走进伯父家时，发现所有人都在哭泣，奶奶摸着我的头轻声地对我说："你伯父下午在公司的宿舍自杀了"！

我的第一反应是除了不相信，还是不相信。昨天晚上，我还看见过伯父，他还跟我讲过话！而且伯父是亲戚中最乐观的人，绝对不可能自杀！"雷魔"，你快走，我不要你带走我的伯父！

周围的人都在以泪洗面，大家都在为伯父的离开而难过，我不想哭，极力地抑制着，不想让"雷魔"得逞，不想输给"雷魔"。我蜷缩在角落里，眼泪的海洋却逐渐把我淹没。

2006 年 6 月 9 日 星期四　雨、打雷

在追悼会上我终于见到伯父最后一面，他依旧是那么的安详，可那双和蔼的眼睛却永远地闭上了。所有人都在声嘶力竭地呼喊着伯父的名字，但伯父却不肯睁开眼睛。外面依旧雷声滚滚。前天，伯父还在夸我乖巧；大前天，伯父还在和我谈心……为什么"雷魔"你要这么狠心把我最爱的伯父带走？我越发的害怕，害怕"雷魔"不知道下次又会带走谁。我不想让它带走

我身边的亲人和好朋友。我想与"雷魔"对抗，但现在的我又可以做什么呢？哪里有力量去与它对抗？再也无法抑制内心的悲伤，泪珠在我的脸庞滑过，滴在心里，满是伤痛。雨渐渐大了起来，"雷魔"还在发威，我从心底真正怕了"雷魔"！

此后的很多年，每逢打雷我都会非常害怕，那种害怕不是装出来的害怕，而是打从心底的害怕！我真的怕了"雷魔"，你再一次打败了我，我再次开始害怕你！

知己知彼

写给那个怕"雷魔"的自己的信

亲爱的自己：

你好！这些年一直害怕"雷魔"，一直被这个东西欺负和吓唬，真是辛苦你了。好想在你害怕的时候，给你一个拥抱，但后来想想其实你不是真的害怕它。你是被说怕的，是受到了社会文化的影响，甚至可以说你对它的害怕是被社会建构出来的。如果你不相信，那么我就帮你简单分析一下。

你出生的时候，对你而言，世界上的一切都充满了未知，它的突然出现，确实吓到了你，但这一切都是正常的，因为刚出生的婴儿比较容易受到惊吓。所以，在某种程度上，第一次你并没有输给"雷魔"，算是与它打了个平手。

而你在幼年时对它的怕，是因为那时候年幼的你缺乏安全感，这是有充分的科学依据的。发展心理学指出：在3岁之前幼儿最大的需求是安全感的满足。幼年的你，父母较少陪伴在你的身边，你的安全感没有得到满足。那时候的你，不是真正意义上的怕它，只是缺乏安全感。到了你上小学时，那种所谓的对它的怕，是受到了社会文化的影响。那时候你身边的人都认为女孩子就应该怕打雷，如果某个女孩子不害怕打雷，就会被认为是不正常的，甚至会被说成是异类。可怜年幼的你，已经深知语言的暴力，你不愿意被人说成是异类，不愿意被认为不正常，所以才会强迫自己装作害怕"雷魔"，那时候的你，就是一个活生生的文化的牺牲品，社会建构了你的"害怕"，文化削弱了你的生命力。

到了初中后，似乎在别人看来你真的被"雷魔"打败了，连你自己也被欺骗了。但你不是真的害怕打雷，而是在逃避，在为伯父的死找借口。你不愿意相信昨天还活生生的一个人突然死去了，你不愿意相信这么乐观的伯父会选择自杀的方式结束生命。你在心里不愿意接受这样的事实，不愿意接受自己的伤心情绪。于是，你把一切都推给了"雷魔"，认为是它带走了伯父，把自己的"伤心"伪装成了"害怕"，初中的你自始至终都没有被"雷魔"打败过。你不但没有被打败过，而且还拥有打败它的力量，如果你还不相信，那么请你思考一下这个问题：这么长时间了，你仍然在面对"雷魔"，而没有被它完全击垮，你是如何做到的呢？

你还记得吗？那次下雨你和5岁的表妹走在回家的路上，突然打雷了，但是你却没有丝毫的害怕，反而还安慰表妹叫她不要害怕。还有一次，在高中的课堂上，你在认真地做着数学题，突然打起了旱天雷，旁边的女生都害怕地尖叫起来，而你却仍然专心地做着数学题。这些你都记起来了吗？其实你也有不受"雷魔"影响的时候，甚至有打败它的时候。你是怎么做到的呢？

中国有句古话：知己知彼，百战百胜。这样的一段经历，让你看到了一个什么样的自己？看到了哪些能力是自己以前没有看到的？你有没有发现，其实你从来没有害怕过"雷魔"，相反地你越来越了解它、熟悉它。而且，随着年龄的增长和经历的增加，你身体里多了一种力量。你不再是那个心灵脆弱、缺乏安全感的小女生了，你已经是一个遇事镇定、坚强、可以保护自己的女生了。相信你自己可以打败的！最后，你想对这个"雷魔"说点什么呢？

同"雷魔"对战

打败"雷魔"证书

兹证明陈欣燕的生活已经摆脱了恐怖的"雷魔"的欺负和恐吓，"雷魔"已经被彻底打败。

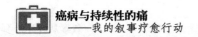
"雷魔"曾经让她很害怕、恐惧，但现在她已经不再害怕。

日期：2015 年 6 月 28 日

签名：陈欣燕

故事永远没有结束，每一次述说和每一次倾听都是新的开始。

只要你静下来，泡上一壶清茶，慢慢地用心对自己叙说，静静地用心去倾听，每一次你都会找到不同的惊喜！

亲爱的朋友，您懂了吗？

后　记

拙书初成并得以资助出版。四年来的自我观察、反思、行动和再自我观察、再反思、再行动的过程，充满了艰辛、困惑和喜悦。

最初撰写毕业论文的动机很纯粹。其一是为了完成父亲最后的心愿，其二是为了自我疗愈。纯粹的动机，也给书写带来了很高的效率。所以，七万多字的毕业论文，我在家仅用半年的时间就完成了。

在心理防卫机制没有被触发的前提下，我可以通过写作，自由畅快地进行自我对话。不可否认，最初的时候因为论文需要交给老师们评阅，开始的时候我还是有所"避忌"的。但老师们的包容融化了我内心的芥蒂，我开始学会了享受这一种纯粹得淋漓尽致的感觉，自由而畅快。我想，这正是叙事生命疗愈所需要的。

我的论文被评为优秀论文，并且在古学斌老师的鼓励下，要将论文改写成书出版。我的心里很激动，也充满了力量。被认可，就是一种难得的力量，况且，这是一份超出了我心理预期的认可。

但是，我很快就发现事情并没有想象的那么简单。当想到书籍将要出版，将要把自己的内心袒露给同行甚至陌生人时，我内心的防卫机制顿起。我交代清楚了吗？大家能理解我所要表达的吗？我的故事能被大家接受吗？大家又会怎样评论里面的每个故事？我应该袒露多少？我的拙作够"学术"吗？我能否经受住书出版后不同的社会评论和压力？……

因为多了这些不同的看法，所以我在将论文改写成书时花费了大量的时间，再次自我观察、自我理解、自我反思和自我行动，这一循环过程的周期也被大大拉长了。因此，后面写了又删，删了又写，耗时将近四年。

本书的写作之所以耗时四年之久，一是因为我担心故事能否被接受而触发了内心的心理防卫机制，二是因为我对这套方法的信心不足，毕竟它并没有在他者身上验证过。第七章"灵性与叙事自我疗愈"、第八章"理解、反思、再出发"和第九章"叙事从我开始"都是原来的论文中没有的内容。增加这几章都说明了这一点。

后来我逐渐明白这都是我自己的故事，既然是我自己的故事，那么就应当由我来做主，这是再简单不过的道理。因此，我内心世界的彷徨和焦虑逐渐消减。我在这里所述说的，即为"我"现时之所思，没有"对与错"的评判，因为我不需要去寻求这种评判，只要读者能看到这一份源源不断的正能量，本书也就不失它的价值了。

最后，我希望您看完这本书后也能够感受到这份疗愈的力量。故事永远没有结束，而是以另外一种方式在延续。叙说的过程让人学会重新看待生命，跳出条条框框，审思过往，思考人生，看到原来不曾看到的路。

四年多的疗愈历程，不能说让我看透了人生，但却让我掌握了一套看待人生问题的方法——叙事自我疗愈，这是一套自我生命重构的方法，可以洗涤心灵的尘埃，抚平内心的伤痛，让我自己在面对生活时变得更坦率、从容和更有力量。

因为本书跨越心理学、社会学、医学、社会工作、灵性等不同的学科和领域，笔者刚刚跨入学术之门，在写书过程中，深刻感觉到学术海洋的博大和自己见闻的渺小，希望各位前辈同仁不吝赐教，给予批评勘正！

钟耀林

2017 年春于广东湛江